0~3岁科学育儿

一看就懂

赵艳玲◎著

吉林科学技术出版社

图书在版编目（CIP）数据

0~3岁科学育儿一看就懂 / 赵艳玲著. -- 长春：
吉林科学技术出版社，2018.9
ISBN 978-7-5578-3581-1

Ⅰ. ①0… Ⅱ. ①赵… Ⅲ. ①婴幼儿－哺育－基本知
识 Ⅳ. ①R174

中国版本图书馆CIP数据核字(2017)第321060号

0~3岁科学育儿一看就懂

0~3 SUI KEXUE YU'ER YI KAN JIU DONG

著	赵艳玲
出 版 人	李 梁
责任编辑	孟 波 端金香 宿迪超
封面设计	长春创意广告图文制作有限责任公司
制 版	长春创意广告图文制作有限责任公司
开 本	710 mm×1 000 mm 1/16
字 数	240千字
印 张	15
印 数	1-7 000册
版 次	2018年9月第1版
印 次	2018年9月第1次印刷

出 版 吉林科学技术出版社
发 行 吉林科学技术出版社
地 址 长春市人民大街4646号
邮 编 130021
发行部电话/传真 0431-85635176 85651759 85652585
85635177 85651628
储运部电话 0431-86059116
编辑部电话 0431-85610611
网 址 www.jlstp.net
印 刷 长春百花彩印有限公司

书 号 ISBN 978-7-5578-3581-1
定 价 45.00元

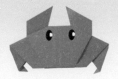

　　家里多了一个无比可爱的小家伙，看着他，你开始毫无意识地傻笑，你想奉献所有，把全世界最棒的东西都送到他的面前，他的一举一动都牵动着你的心。你期盼着他能健康、快乐地成长，因为这个小家伙，你体会到了什么是世界上最幸福的事。然而，除了激动与欣喜，还会有各种各样的问题随之而来，比如，你要照顾他的起居饮食，关注他的喜怒哀乐，生病更是容不下半点的疏忽……别着急，这本书能帮你轻松解决所有问题。

　　有了这本书，不论是毫无养育经验的爸爸妈妈，还是准备带孙子、孙女的老人，都不用到处求助，只要翻开这本书，拥有20多年临床实践经验的育儿专家将亲自指导你如何养育宝宝。本书有近300条养育知识，包括科学的育儿理念和实用的养护技巧，让宝宝得到全面的呵护。

　　少一点纠结，少一点烦恼，开开心心地迎接宝宝的到来。希望这本书能帮助你更轻松、更安心地度过育儿初期，也祝福所有的宝宝健康、快乐地成长。

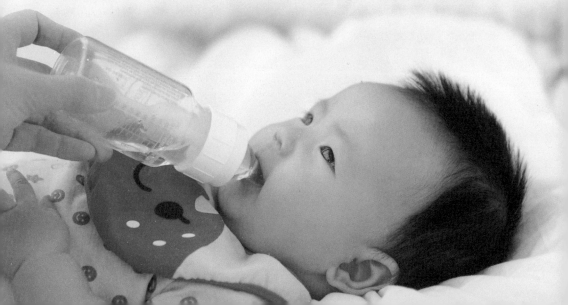

PART 1
0~1岁 宝宝，妈妈爱你

第四节 混合喂养的注意事项

第五节 护理宝宝需谨慎

第六节 需要给宝宝准备哪些用品

第七节 保证宝宝的良好睡眠

第八节 宝宝衣服怎么选

第九节 如何给宝宝洗澡

第十节 照顾宝宝早知道

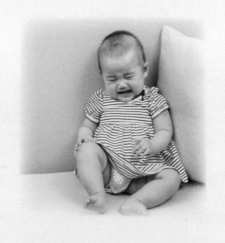

第十三节 训练宝宝的视觉

第十四节 训练宝宝的听与说

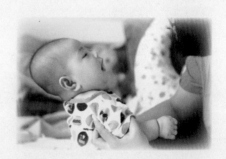

第十五节 给宝宝做肢体训练

第十六节 培养宝宝的好习惯

第十七节 帮助宝宝学会与他人接触

第十八节 给宝宝做抚触

第十九节 为宝宝提供安全的环境

第二十节 照顾宝宝的误区

第二十一节 如何带宝宝外出

第二十二节 宝宝的辅食添加

PART 2
1 ~ 1.5 岁 快速成长的关键期

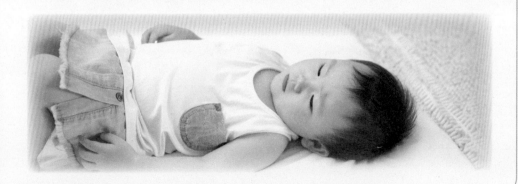

第二节 家庭保护与应对

第三节 宝宝智力加油站

第四节 最佳喂养方案

PART 3
1.5 ~ 2岁 越来越淘气了

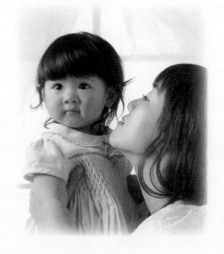

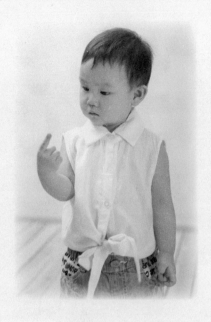

第四节 最佳喂养方案

PART 4
2～3岁 开始为入园做准备

第一节 日常护理指南

第二节 家庭保护与应对

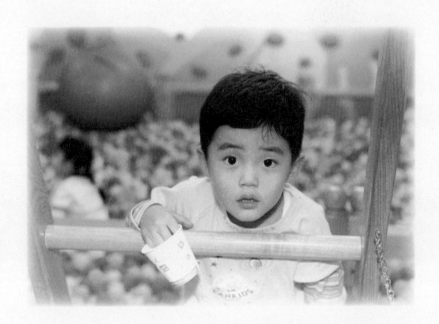

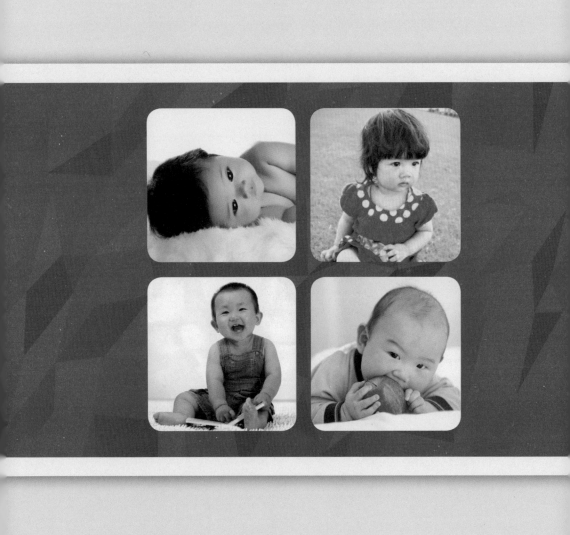

PART 1

0~1岁
宝宝，妈妈爱你

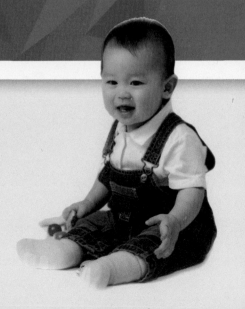

第一节 养育宝宝的必备常识

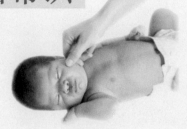

养育宝宝对每一对新手父母来说都是非常重要的事，因此在养育的过程中新手父母需要掌握一些必备的基本常识，包括照顾宝宝的方法、宝宝接种疫苗的时间等，这样才能更好地照顾宝宝，让宝宝健康快乐地成长。

💡 新生儿的四大反射

新生儿的大脑皮层尚未发育成熟，因此会出现一些特殊的生理反射，但没有必要为此担心。一般来说，几个月后这些反射就会消失。除了下面介绍的四大反射，新生儿的生理反射还包括吸吮反射、游泳反射、吞咽反射等。

●惊吓反射●

惊吓反射的起因是宝宝的头突然动了位置或是宝宝听到了很大的声响。反射发生时宝宝的四肢会同时伸展，头向后仰，拳头张开，随后立即恢复到最初的姿态，双臂互抱。通常，这种反射会在宝宝两个月后自行消失。

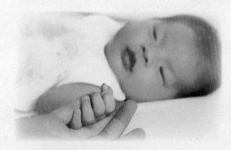

●抓握反射●

新生儿会用他的小手抓牢任何触碰他掌心的东西。父母不妨做个小游戏，让宝宝的哥哥或姐姐将食指放在宝宝的掌心，宝宝会立即抓紧哥哥或姐姐的食指。通常这个反射会在宝宝5～6个月后消失。

●觅食反射●

妈妈用手指或乳头触碰一下宝宝的面颊，他就会把头转向妈妈的手指或乳头。这个重要的反射能保证宝宝不被饿着。一般持续3～4个月，这个反射才会消失。

●踏步反射●

抱起宝宝，把他的脚放到坚实的平面上，他会做出迈步的动作。通常，这种反射会持续好几个月的时间。

💡 抱宝宝的正确姿势

　　宝宝刚出生时，爸爸妈妈会担心因为抱宝宝的姿势不对而伤害宝宝，下面介绍几种抱宝宝的正确姿势。

• 抱起宝宝 •

　　将左手插到宝宝的脖子下面，轻轻地托起宝宝的头部。右手插到宝宝的屁股下面。左手先用力托起宝宝的头部，然后右手也跟着用力，就把宝宝从床上抱起来了。尽量让宝宝的身体靠近自己的身体。

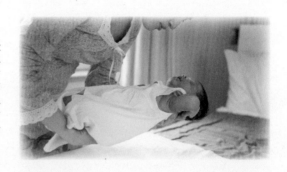

• 横抱 •

　　一只手托住宝宝的脖子和头部，另一只手托住宝宝的屁股，让宝宝靠在自己身上。

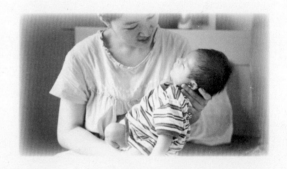

• 放下 •

　　用整只手臂托住宝宝的背部、颈部、头部，将宝宝放到床上后，才能将手从宝宝的身体底下抽出来。要先抽出托着宝宝背部和颈部的手，再将托着宝宝头部的手抽出来。

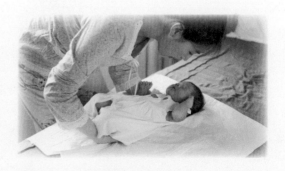

🔆 宝宝接种疫苗的时间

要重视为新生儿接种疫苗。现在国家有明文规定，新生儿都要按程序接种疫苗。但有些父母并不了解新生儿接种疫苗的项目和方法，因此不能严格按照科学的方法为宝宝接种疫苗，这对宝宝的身体健康影响很大。

部分疫苗接种时间表

年龄	注射（服用）疫苗名称	预防的疾病
出生	乙肝疫苗第一剂 卡介苗第一剂	乙型肝炎 结核病
1个月	乙肝疫苗第二剂	乙型肝炎
2个月	脊灰疫苗第一剂	小儿麻痹症
3个月	脊灰疫苗第二剂 百白破疫苗第一剂	小儿麻痹症 百日咳、白喉、破伤风
4个月	脊灰疫苗第三剂 百白破疫苗第二剂	小儿麻痹症 百日咳、白喉、破伤风
5个月	百白破疫苗第三剂	百日咳、白喉、破伤风
6个月	乙肝疫苗第三剂	乙型肝炎
6~18个月	A群流脑疫苗第一剂、第二剂	流行性脑膜炎
8个月	麻疹疫苗第一剂 乙脑减毒活疫苗第一剂	麻疹 流行性乙型脑炎
18~24个月	百白破疫苗第四剂 麻风腮疫苗第一剂、第二剂 乙脑减毒活疫苗第二剂 甲肝减毒活疫苗第一剂、第二剂	百日咳、白喉、破伤风 麻疹、风疹、腮腺炎 流行性乙型脑炎 甲型肝炎
3岁	A+C群流脑疫苗第一剂	流行性脑膜炎

💡 如何给宝宝换纸尿裤

　　市售的纸尿裤采用柔棉材质，让宝宝如同穿上了合身的棉质小内裤，可以轻松自如地活动，又有超强的吸水力，让宝宝更干爽舒适，而且易穿、易脱，对于活泼好动的宝宝更加适合，男、女宝宝均适合。

⟶ 操作方法

　　1. 把褶皱展平：将新纸尿裤展开，把褶皱展平，以备使用。

　　2. 取下脏纸尿裤：打开脏污的纸尿裤，慢慢地将脏纸尿裤卷起，小心不要弄脏衣服、被褥或宝宝的身体。

　　3. 彻底地擦拭屁股：用浸湿的纱布擦拭宝宝的屁股，不能有粪便残留。

　　4. 更换新纸尿裤：一只手将宝宝的屁股抬起，另一只手将新的纸尿裤放到下面。

　　5. 穿好新纸尿裤：将纸尿裤向宝宝腹部上方牵拉。

　　6. 粘住腰部的纸带：在腰部留出两指的间隙，目测左右对称之后，将腰部的纸带粘好即可。

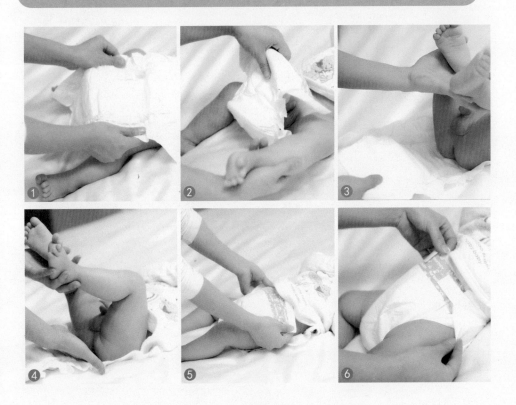

怎样用宝宝背带

宝宝3~4个月时，颈部有了支撑力，但其背部肌肉还未发育完全，无法支撑自己的身体，所以不建议使用背带。一般来说，当宝宝长到6~7个月时，颈部及背部都已发育完全，手部也可握住背带了，这时才可以使用。

·背带的优点·

带较小的宝宝出门，抱着很方便，但是时间久了肯定无法承受。背带的设计是让较小的宝宝以躺着的姿势被带出门，肩带可以分散宝宝的重量，对大人来说较轻松。

·直立式背带·

有宝宝护手及护头的设计，护手可把宝宝固定在背带中一定的位置，不会晃来晃去；而护头可保护宝宝的头部，等宝宝较大，颈部可自行支撑时，护头部分还可以拆下来，让宝宝多一点儿活动空间。直立背带还有腰带的设计，可将宝宝的重量分散在肩部及腰部。

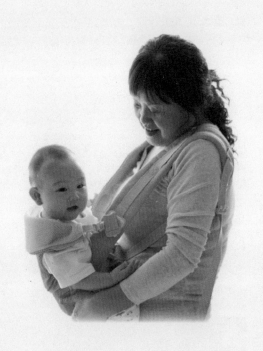

·侧背式背带·

适合月份较大的宝宝使用。侧背式背带的腰包部分是硬的，宝宝可稳固地坐在腰包上。这款背带的优点是可让宝宝有较多的活动空间。但是使用这款背带时，系在大人身上的腰带一定要紧，否则，宝宝坐在腰包上会有滑落的危险。

第二节 关注宝宝成长

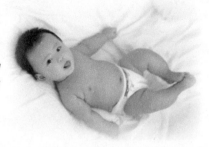

　　这个阶段的宝宝正经历着飞速的成长，语言、视觉、听觉等各方面都在不停发育，爸爸妈妈要时刻关注宝宝的变化并加以引导，读懂宝宝的"语言"。

宝宝的各项发育指标

•运动发育•

　　宝宝的运动发育是连续性的，在宝宝能够俯卧抬头45度角后，宝宝的颈部肌肉和双臂的力量都在增强，慢慢地，宝宝可以在俯卧时将头抬到90度角并自如地向两侧转动，此时大人可将玩具放在宝宝左右两侧让他去寻找，以达到更好的锻炼。

•语言发育•

　　随着各种感觉器官的成熟，宝宝对外界刺激的反应越来越多，愉快情绪也逐渐增加。首先会表现在微笑上，除了自发的微笑外，宝宝很容易被逗笑，甚至出声地笑。此时宝宝的发音也会增多，宝宝会将情绪表达出来，大人要在宝宝情绪愉快时多和宝宝互动，使宝宝感受多种声音、语调，促进宝宝语言感知能力的发育。

•视觉发育•

　　随着宝宝的成长，宝宝的视力会越来越敏锐，可以一下子就注意到面前的新事物，并且目光会追随其移动。这时可用两个玩具来训练宝宝，让宝宝先注视一个玩具，然后拿出另一个玩具，使宝宝的视线从一个玩具转移到另一个玩具。

•听觉发育•

　　新生宝宝的听觉不是很灵敏，对特别大的声音才有反应。宝宝在两周左右，听到声音会寻找声源，喜欢听音乐，而听到强音会受到惊吓。宝宝从第四周开始喜欢听大人说话声，没人同他讲话他会因寂寞而哭闹；当有人逗引他时，他会微笑并发出喉音。三个月时对声音有定向反应。

💡 限制宝宝身体发育的因素

妈妈在怀孕初期患病毒感染性疾病、接受X线照射或服用某些药物，均有可能影响胎儿发育，甚至导致胎儿先天畸形。

●遗传因素●

宝宝生长和发育的特征、潜力、限度等都受父母双方遗传因素的影响。一般来说，高个子父母所生宝宝的身高要比矮个子父母所生的同龄宝宝高些，而且男孩的身高主要取决于父亲的身高，而女孩的身高则主要取决于妈妈的身高。

●营养因素●

营养是影响宝宝生长和发育的重要因素之一。充足和搭配合理的营养必然会给宝宝的正常发育打下良好的基础。反之，营养不足则会导致宝宝体重不增，甚至下降，最终会影响身高的增长和身体其他各系统的功能，如免疫功能、内分泌功能、神经调节功能等。

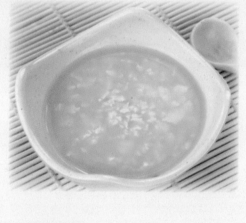

●疾病因素●

疾病对宝宝生长和发育的影响十分明显，急性感染常使体重不增或减轻，慢性感染则同时影响体重和身高的增长。内分泌疾病常引起骨骼生长和神经系统发育迟缓。先天性疾病对宝宝体格发育和智力发育都会产生明显影响。

●环境因素●

家庭的温暖、父母的关爱和良好的榜样作用等，对宝宝性格和品德的形成、情绪的稳定和精神的发育都有着深远的影响。

💡 了解宝宝的"语言"

宝宝的手势和面部表情千变万化，但这些变化并非偶然，而是有其意义的。了解宝宝的"语言"，则可以明白宝宝的需要，从而更好地看护宝宝。

• 咧嘴笑 •

表现是宝宝出现笑容，并且两手晃动，不过笑容不会持续太久，很快消失。这种笑表示兴奋愉快，这时父母应报以笑脸，并用手轻轻地抚摩宝宝的脸颊，还要在他的额部亲吻一下，给予鼓励。父母如果这样做，会发现宝宝又会以笑来回应，对父母的行动表示满意。

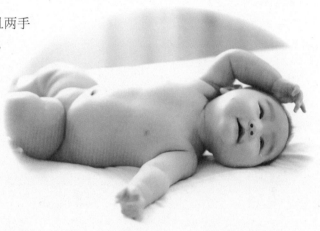

• 瘪嘴 •

表现是宝宝瘪起小嘴，好像受到委屈似的。这是啼哭的先兆，实际上是对父母有所要求。比如饿了要吃奶、寂寞了要人抱等。这时父母要认真观察，考虑宝宝的要求，并及时满足他。

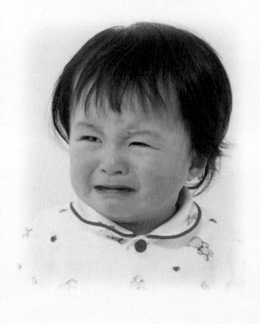

小贴士

虽然介绍了宝宝的这些肢体语言，但由于个体不同，也会存在差异，所以只可以将此作为基本参考，不能照搬照套，平常要细心观察宝宝的一举一动，注意总结宝宝的不同体态及其想表达的意思。

• 红脸横眉 •

表现是宝宝突然眉筋暴起，然后脸部发红、目光发呆，这很有可能是宝宝正在拉便便。这时父母就要及时为宝宝更换纸尿裤。

💡 读懂宝宝的哭声

哭泣也是宝宝的"语言",了解宝宝的哭声,并积极地给予抚慰和帮助,对宝宝的健康成长有重要意义。

• 饥饿时 •

当宝宝饥饿时,哭声很洪亮,哭时头来回活动,嘴不停地寻找,并做出吸吮的动作。只要一喂奶,哭声马上就停止,而且吃饱后或安静入睡,或满足地四处张望。

• 纸尿裤湿了或不舒服时 •

有时宝宝睡得好好的,突然大哭起来,好像很委屈,可能是纸尿裤湿了,换块干的宝宝就安静了。如果纸尿裤没湿,可能是宝宝做梦了,或者是宝宝对一种睡姿感到不舒服了,想换换姿势可又无能为力,只好哭了。那就拍拍宝宝告诉他"妈妈在这儿,别怕",或者给他换种睡姿,他很快又会接着睡了。

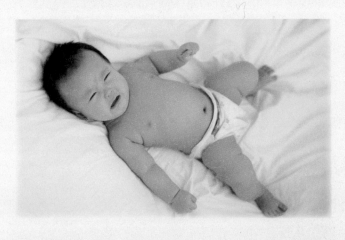

• 太冷时 •

当宝宝冷时,哭声会减弱,并且面色苍白、手脚冰凉,这时把宝宝抱在温暖的怀中或加盖被子,宝宝觉得暖和了,就不再哭了。

• 太热时 •

如果宝宝哭得满脸通红、满头是汗,一摸身上也是湿湿的,可能是被窝太热或宝宝的衣服太厚,只要减少铺盖或衣服,宝宝就会慢慢停止啼哭。

💡 了解宝宝记忆的区别

7个月大的宝宝出现的怕生现象，说明宝宝所具备的记忆能力已经能够让他分辨熟人与陌生人了。因此，培养宝宝的记忆能力，应该从小开始。

●宝宝的记忆以无意识记忆为主●

此时宝宝的记忆处在初步发展阶段，还没有形成意识。宝宝最早、最容易记住的，往往是那些与他本人关系非常密切的东西和他感兴趣的事物。针对这一特点，培养宝宝的记忆能力应该尽量选择形象、直观、具体、生动，能引发宝宝兴趣、吸引宝宝注意的对象。

●宝宝的记忆以机械记忆为主●

宝宝往往只能记忆词语的外部联系，却不了解意义，比如背诵一些他根本不理解的诗句、背数字等。采用理解记忆比机械记忆效果好，但两者不相排斥，而且把这两种记忆方法结合起来，能够提高记忆效果。比如一首儿歌，帮助宝宝理解之后，他就能很快学会。

●宝宝记忆的效果●

通过实际的事例可以加深宝宝的记忆，比如宝宝被仙人球扎痛了手指后，你再告诫他不要去碰可能会比直接告诫他要记忆深刻得多。事物鲜明的、典型的特征往往能给宝宝留下深刻的印象，从而产生较好的记忆效果。

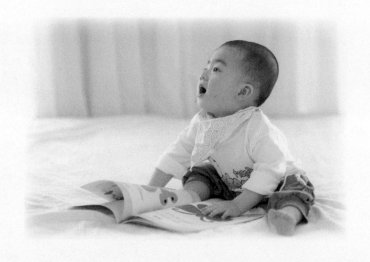

第三节 母乳帮宝宝健康成长

对初生宝宝来说，母乳是最好的食物。妈妈进行母乳喂养时有许多需要注意的地方，如合理补充营养以促进乳汁分泌，保护好乳房，判断宝宝是否吃饱等，从而更好地喂养宝宝以促进其健康成长。

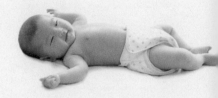

母乳喂养的重要性

宝宝出生后，就应该尽快抱到妈妈的怀里，开始母乳喂养。虽然这时候妈妈还没有母乳，但是宝宝可以通过吮吸妈妈的乳头摄取乳头周围皮肤的需氧菌和厌氧菌，这对宝宝日后肠道菌群的建立是有好处的。

·宝宝的第一口母乳·

大多数妈妈认为刚生完宝宝是没有奶的，怕宝宝饿着，所以第一时间为宝宝选择配方奶。其实宝宝刚出生并不需要马上进行哺喂，30分钟至1小时之内哺喂就可以。

·顺产妈妈尽早哺喂·

如果是顺产的妈妈，在宝宝出生后，让宝宝尽早吸吮妈妈的乳头，可以带来很多好处：

1.刚出生的宝宝如果能立即被妈妈抱在怀里，和妈妈的皮肤接触，会顺利找到乳头，很快学会正确地吸吮。

2.可以促进妈妈催乳素的分泌。

3.可以刺激妈妈的子宫快速收缩。

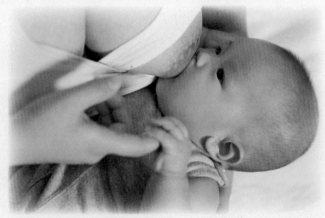

💡 母乳中所含的营养

母乳在不同的时期营养成分是不同的，根据这一差异，世界卫生组织划定：产后4天以内的乳汁称为初乳，5~10天的乳汁为过渡乳，11天至9个月的乳汁为成熟乳，10个月以后的乳汁为晚乳；前奶是指每次哺乳开始时的奶，后奶是指每次哺乳结束时的奶。

●母乳是最好的食物●

新生儿最理想的营养来源莫过于母乳。因为母乳中的营养价值非常高，并且其所含的各种营养素的比例搭配适宜。母乳中含有多种特殊的营养成分，如乳铁蛋白、牛磺酸、钙、磷等。母乳中所含的这些特有物质，对宝宝的生长发育及增强抵抗力都很有益。

●各期母乳的成分差异●

❗初乳

量少，每次喂哺量仅15~45毫升，每天250~500毫升。质略稠带黄色，含脂肪较少、蛋白质较多（主要为免疫球蛋白），维生素A、牛磺酸和矿物质的含量颇为丰富，并含有很多抗体和白细胞。

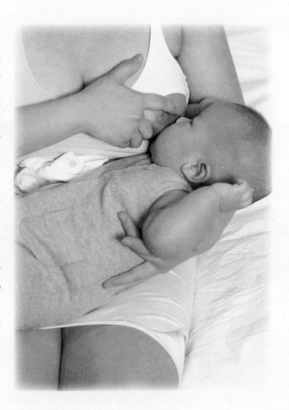

❗过渡乳

总量有所增加，含脂肪最高，蛋白质与矿物质的含量逐渐减少。

❗成熟乳

蛋白质含量更低，但每日泌乳总量多达700~1000毫升。由于成熟乳看上去比牛奶稀，有些母亲便认为自己的奶太稀薄。其实，这种水样的奶是正常的。

❗晚乳

总量和营养成分都较少。

💡 妈妈吃得对，母乳才会好

如果妈妈的奶水不够宝宝吃，可能是自身的营养跟不上导致的，可以采取以下办法增加奶水。

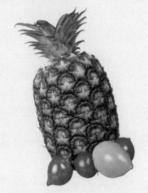

•补充营养•

乳汁中的各种营养素都来源于妈妈的体内，如果妈妈长期处于营养不良的状况，自然会影响正常的乳汁分泌。爸爸一定要把大厨的职位担当好，为太太选择营养价值高的食物，如牛奶、鸡蛋、蔬菜、水果等。同时，多准备一些汤水，对妈妈乳汁的分泌能起催化作用。

•食疗•

在采取上述措施的基础上，再结合催乳食物，效果会更明显，如猪蹄、花生米等，对乳汁的分泌有良好的促进作用。均衡饮食，是哺乳妈妈的重要法则。哺乳妈妈对水分的补充也应重视。由于妈妈常会感到口渴，可多喝鲜鱼汤、鸡汤、鲜奶及温水等汤汁饮品。水分补充适度即可，这样乳汁的供给才会既充足又富含营养。

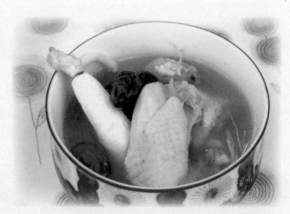

小贴士

在母乳分泌不足的时候，妈妈就要选择其他的乳品，4个月以内的宝宝最好的代乳品就是配方奶。配方奶的营养成分接近于母乳，配方奶内添加了宝宝需要的牛磺酸、不饱和氨基酸、矿物质和维生素等，所以说按照世界卫生组织要求配置的配方奶在成分上更适合于宝宝在母乳不足的时候食用。

妈妈要保护好乳房

妈妈的乳房是宝宝健康成长的重要保障。开始喂奶的时候，妈妈会觉得乳头有些刺痛，持续几秒钟就会消失，这是正常现象。但如果感觉乳头疼痛始终不退，就说明乳头可能有裂口。

•妈妈要保护乳头•

随着宝宝越长越大，吸奶的力量变大，经常会弄痛妈妈的乳头，这时候若伤口感染细菌就会引起乳腺炎，因此哺喂时妈妈还要注意保护乳头，不要总用一侧乳房喂宝宝。哺喂时要注意防止宝宝过分吮吸将乳头吸伤。哺喂前要把手洗干净。

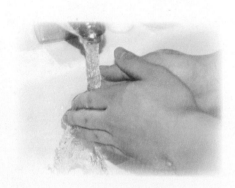

•乳头受伤后的处理•

宝宝在吮吸乳头的时候，突然地用力会咬伤乳头，引发炎症。宝宝在出牙期，咬伤妈妈的情况就更容易发生。如果妈妈的疼痛达到不能忍受的程度时可以使用乳头保护器来哺乳，也可以每隔5分钟进行一次短期哺乳。如若不慎受伤，可做如下处理：

1. 在哺乳之前，用冷冻过的纱布将乳头围起来，可以缓解疼痛。但如果疼痛很严重，就要借助乳头保护器了。

2. 乳头干燥或者被咬伤的情况下，可以在乳头周围涂抹一层保湿剂。

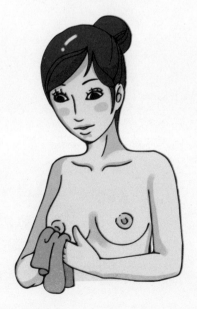

小贴士

有些妈妈的乳汁很难被吸出。如果乳汁在乳房储存过量，就会造成乳房胀痛。最好的解决方式是让宝宝将乳汁都吮吸出来，但如果乳汁量大大超过宝宝所需，可以每次哺乳后挤出部分乳汁。

💡 母乳喂养的正确姿势

哺乳时妈妈应采取正确的姿势，使自己体位舒适，肌肉松弛。

•坐位•

妈妈把新生儿横抱在怀中，宝宝头肩枕于妈妈一侧前臂上，妈妈一只手托起乳房。椅子高度要适中，使妈妈感到舒适，也可以在足下加脚凳以帮助身体舒适、放松。椅背不要后倾，否则宝宝含吸不易定位。坐位是最常见的喂奶姿势。

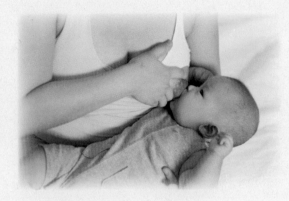

•坐位环抱式•

将宝宝抱在妈妈身体一侧的喂奶姿势，如双胎儿、剖宫产后，均可采用这种姿势。

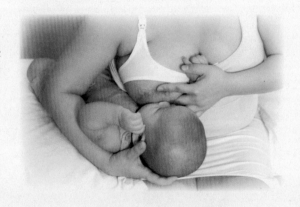

•卧位•

妈妈躺在床上采取侧卧或仰卧姿势，与新生儿面对面，宝宝可侧卧或俯卧吃奶。

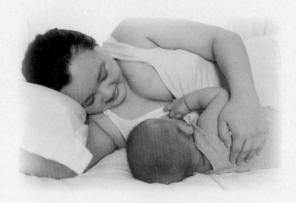

💡 母乳的挤取方法

正确的挤奶姿势是将拇指放置在乳晕上方，其余四个手指放在乳晕下方，夹住后再轻轻推揉。推揉一段时间后，再用拇指在上、其余四指在下的姿势勒紧乳房向前挤奶。如果借助吸奶器进行吸奶，要注意个人和吸奶器的卫生。

● 吸奶器吸乳法 ●

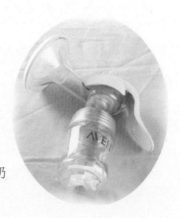

1. 在开始吸奶前可以对乳房进行适当的按摩和热敷，从而促使乳腺扩张，为乳汁的顺利吸出做好准备。

2. 洗手之后再开始吸奶，使用专业的乳头清洁棉进行擦拭；完成吸奶后仍然需要擦拭，可以配套使用防溢乳垫来保持乳房的清洁与干爽。

3. 使用吸奶器时，需要注意控制好节奏。当感觉到乳头疼痛或者吸不出奶的时候，就不要再继续使用吸奶器了。

● 手工挤乳法 ●

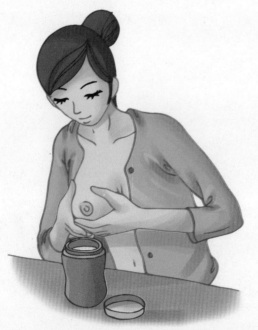

1. 妈妈坐在椅子上，把盛奶的容器放在靠近乳房的地方。

2. 挤奶时，用整只手握住乳房，把拇指放在乳晕的上方，其他四指放在乳晕的下方，托住乳房。

3. 用拇指、食指挤压乳房，挤压时手指一定要固定，握住乳房。最初挤几下可能奶水下不来，重复几次就好了。

如何判断宝宝是否吃饱

父母第一次接触小生命，生怕他饿着、冻着。其实不用太紧张，如果宝宝没有吃饱，他会用自己的方式"告诉"爸爸妈妈。

• 宝宝吃得饱不饱的标准 •

饥饿的宝宝首先会变得急躁，活动增多，拱嘴或是扮怪脸，哭泣是饥饿晚期的表现。其实大多数妈妈的母乳都能满足宝宝的需要。如果你还是担心宝宝吃不饱，下面几个标准可以让你了解你的母乳是否已经足够宝宝食用：

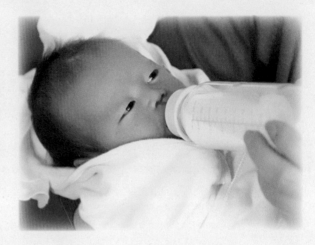

1. 纸尿裤24小时湿6次或6次以上。

2. 在两次喂奶之间，宝宝很安静。

有的宝宝会无时无刻不想吃奶，这样的行为更多的时候表示他只是想吸吮妈妈的乳头，渴望和妈妈亲近，希望妈妈能关注他。

• 如何判断母乳是否充足 •

哺乳情况	能够听到连续几次到十几次的吞咽声；两次哺喂间隔期内，宝宝安静而满足；宝宝平均每吸吮2~3次就可以听到下咽一大口的声音。如此持续约15分钟就可以说明宝宝吃饱了
排泄情况	宝宝粪便软，呈金黄色、糊状，每天排便2~4次
睡眠情况	如果吃奶后宝宝安静入眠，说明宝宝吃饱了。如果吃奶后还哭，或者咬着乳头不放，或者睡不到两小时就醒，则说明奶量不足
体重情况	新生儿每周平均增重150克左右，2~3个月的宝宝每周增长200克左右
神情状态	宝宝的眼睛很亮，反应灵敏
乳房情况	从妈妈乳房的感觉看，哺喂前乳房比较丰满，哺喂后乳房较柔软且有下乳的感觉

如何应对宝宝吐奶

宝宝的习惯性吐奶往往是在出生后半个月形成的，以男宝宝居多。摸摸宝宝的身体，无发热且日常表现正常，吐奶前面部没有痛苦的表情，吐完后也没有其他异常，这种情况就属于习惯性吐奶。

• 吐奶的原因 •

宝宝在生长和发育中，胃处于水平位状态，贲门括约肌发育较松弛，而幽门括约肌容易痉挛，如此一来，喂哺的乳汁便无法到达下面的肠道，而是积聚在胃部，最后导致吐奶。

用母乳喂养的宝宝，半个月后之所以常常吐奶，多半是由于母乳分泌旺盛，宝宝每次吃不完两侧的奶就不罢休，导致奶量摄入过多。

• 减少吐奶的方法 •

⚠ 减少喂奶量，拍嗝儿

对常常吐奶的宝宝要少喂一些，喂奶以后要多抱一会儿。抱的姿势是使宝宝上半身立直，趴在大人肩上，然后用手轻轻拍打宝宝背部，直到宝宝打嗝儿将胃内所含空气排出为止。轻轻把宝宝放在床上，枕部高一些，向右侧卧，这样可以减少吐奶。吐奶是生理现象，随着宝宝年龄的增长，身体不断发育，会自行缓解。

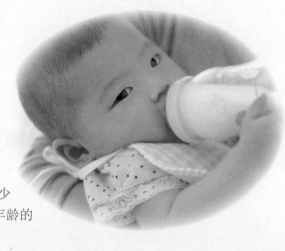

⚠ 找准正确的哺喂姿势

采用母乳喂养的话，宝宝应该斜躺在妈妈的怀里，保持宝宝与水平线呈30~45度角，经常吐奶的要避免躺在床上喂奶。采用人工喂养的话，更不能让宝宝平躺着吃奶了，应该采取倾斜的体位，奶瓶的底要高过瓶嘴，从而避免宝宝吸入空气。

小贴士

吐出的奶有时会流到宝宝的耳朵里，这虽然不会引起中耳炎，但如果不用干净的布擦干净，可能会损伤耳朵，引起外耳炎。

35

💡 宝宝拒绝母乳怎么办

一旦宝宝开始拒绝母乳，就会让妈妈产生严重的挫败感，进而会演变成妈妈开始停止母乳喂养。其实这个问题是可以解决的。

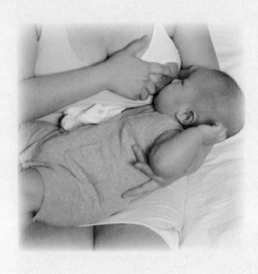

•拒吃母乳的表现•

1. 宝宝只是用嘴含着妈妈的乳头，但是没有吮吸吞咽的动作。

2. 一旦接触妈妈的乳房，宝宝就开始哭闹。

3. 每次吃奶的时间都很短，或者只是吃妈妈一侧的乳房。

•宝宝拒吃母乳的原因•

1. 可能宝宝在吮吸乳汁的时候没有正确地叼住乳头，从而影响了他正确地吮吸，感觉不舒适。

2. 宝宝口腔内有感染，如鹅口疮，这种情况下，宝宝口腔疼痛，当然会拒吃母乳。

3. 宝宝耳部有感染，吃奶时耳朵里产生压力引起疼痛，也会导致他抵触吸奶。

4. 宝宝如果患有感冒或者鼻塞，吃奶时会导致他呼吸困难，从而影响吸奶。

5. 在宝宝吸奶的过程中，外部环境不够理想，有吵闹声或者吸引宝宝注意力的声音等。

6. 错过了喂乳的最佳时机，总是在宝宝饿的时候没有及时哺乳，进而让宝宝开始哭闹起来。

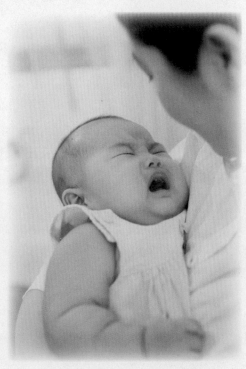

妈妈病了怎么喂养宝宝

如果是轻度的感冒，妈妈戴上口罩后，照样可以喂奶。妈妈也可服用一些抗感冒的药物，如感冒冲剂、板蓝根冲剂等。感冒重时妈妈会发热、周身不适，此时为了产生足够的乳汁，妈妈需补充足够的营养，多喝水和进食易消化、清淡的食物，如牛奶、稀粥等。

• 妈妈可以和宝宝接触吗 •

如果妈妈患有皮肤疾病，要避免患处与宝宝皮肤接触；患有消化道疾病时，一定要勤洗手等。只要不是乳房局部感染，引起妈妈患病的病菌很难通过乳汁进入宝宝体内，而妈妈对抗各种病菌产生的抗体却可以通过乳汁进入宝宝体内，增强宝宝对抗疾病的能力。

• 妈妈可以吃药吗 •

哺乳妈妈可以服药，虽然乳汁中不可避免带有药物成分，但要比血液中所含的浓度低很多。需要注意的是服什么药以及剂量一定要听从医生的建议，有些药物如环丙沙星类抗生素、抗凝血药物、治疗神经或精神病的药物等要避免服用，否则对宝宝的伤害是不可估量的。

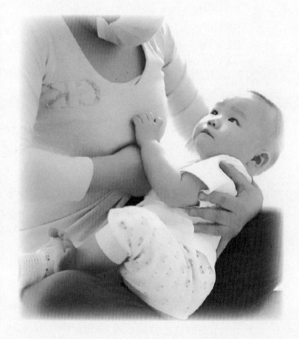

• 什么时候恢复哺乳 •

有条件的妈妈吃过药后应该在停药2~3天后重新开始哺乳，以避免乳汁中有药物残留。同时妈妈不用担心母乳量因此减少，因为乳房需要有一个逐渐的恢复期，而且这次增加的速度会远远超过宝宝出生后第一次哺乳时候的速度。

☺ 什么情况下不可以哺乳

有些情况出现以后就不适合母乳喂养了，不要认为哺乳妈妈身体出现问题时仍可以继续哺乳，一定要重视起来，以免伤害宝宝。

不宜进行母乳喂养	
类　别	解决方法
乙型肝炎患者	乙肝表面抗原为阳性时，应暂缓母乳喂养。解决的方法：在宝宝出生后两小时内，进行疫苗注射，宝宝产生抗体后，妈妈就可以进行母乳喂养了
患乳房疾病	如乳腺炎等，应暂缓母乳喂养。解决的方法：一定要在得到治疗后，再进行母乳喂养
感冒发热	发热时可暂停哺乳1~2天。若只是流鼻涕、打喷嚏，可以继续哺乳，但哺乳时一定要戴上口罩
隆胸手术	做过隆胸手术的不宜进行母乳喂养，因为硅胶材料会使宝宝患食管疾病
患心、肾疾病	心、肾疾病严重时不宜进行母乳喂养。但若心、肾功能尚好，可以适当进行母乳喂养

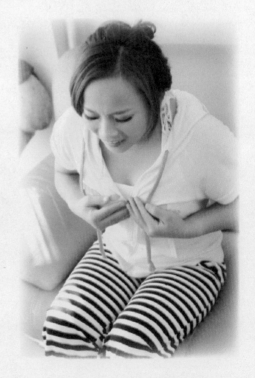

小贴士

母乳喂养虽好，但不是任何情况下都可以进行母乳喂养。在不适宜进行母乳喂养的时候，要和家人沟通好，跟家人讲述不进行母乳喂养的原因，以免发生矛盾。

第四节 混合喂养的注意事项

如若母乳不足，妈妈就要选择合适的配方奶进行混合喂养。奶瓶哺喂是每一位父母的必修课，要学会方法。

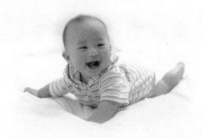

如何进行混合喂养

如果妈妈母乳不足，就要对宝宝进行混合喂养，不要让宝宝的生长发育受到影响。

•混合喂养的注意事项•

经过尝试与努力仍然无法保证充足的母乳，或因妈妈的特殊情况不允许母乳喂养时，可以选择一些适当的母乳替代品加以补充，如配方奶等。在混合喂养中应当注意：每次哺乳时，先喂母乳，再添加其他乳品以补充不足的部分，这样可以在一定程度上促进母乳分泌，让宝宝吃到尽可能多的母乳。

•如何选择配方奶•

在选择配方奶时要注意包装是否完好无损；包装袋要注明生产日期、生产批号、保存期限；保存期限最好是用钢印打出的。配方奶外观应是乳黄色粉末，颗粒均匀一致，没有结块，有清香味道。用温开水冲调后，能够完全溶解，静止后没有沉淀物，配方奶和水没有分离现象。建议在挑选配方奶时可以先咨询儿科医生，或听取其他宝宝妈妈的建议，这样可以避免不必要的麻烦。

•如何选择奶嘴•

奶嘴孔的大小应随宝宝的月龄增长和吸吮能力的变化而定，新生儿用的孔不宜过大，一般在15~20分钟吸完为合适。若太大，乳汁出得太多容易呛着宝宝；但也不能太小，以免宝宝吃起来太费劲。小孔奶嘴的标准是：将奶瓶倒过来，以1秒钟滴一滴为准。此外，橡胶奶嘴也不能太硬，发现不适合宝宝吸吮时应马上换掉。

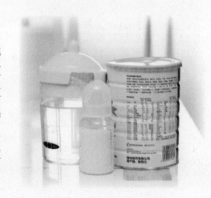

💡 冲泡配方奶粉的方法

冲泡配方奶粉时千万不要在奶瓶中先放配方奶粉，再加热开水，最后加凉白开。因为水温在60℃以上时，会破坏配方奶中的营养物质。

→ **操作方法**

1. 将开水与凉白开混合，使之温度在40℃左右，然后按所需要的量注入奶瓶中。

2. 使用奶粉附带的量匙，盛满刮平。

3. 按照配方奶粉的说明进行添加（一平匙奶粉加入30～60毫升的水，具体要求见奶粉食用说明）。

4. 轻轻地摇晃加入奶粉的奶瓶，使奶粉充分溶解于水中。摇晃时易产生气泡，要多加注意。

5. 用40℃左右的水补足到标准的容量。盖紧奶嘴后，再次轻轻地摇匀。

6. 将冲泡好的配方奶滴在手腕的内侧感觉温度的高低，稍感温热即可。若过热可用流水冲凉。

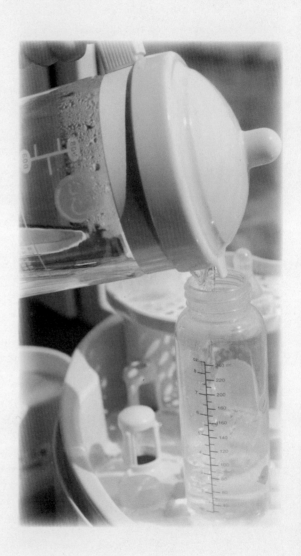

用奶瓶哺喂的方法

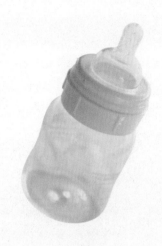

很多妈妈没有时间喂宝宝吃母乳，学会如何使用奶瓶来哺喂孩子，是每一位父母的必修课。

1. 注意查看奶嘴是否堵塞或者流出的速度过慢。如果将奶瓶倒置时呈现"吧嗒吧嗒"的滴奶声就是正确的。

2. 喂配方奶时最常用的姿势就是横着抱。和喂母乳时一样，也要边注视着宝宝，边喂奶。

3. 在喂母乳时，宝宝要含住妈妈的乳头才能很好地吮吸到乳汁，同样，在喂配方奶时也要让宝宝含住整个奶嘴。

4. 空气通过奶嘴进到奶瓶中，会造成宝宝打嗝儿，所以在喂奶时应该让奶瓶前端充满奶液，倾斜一定角度，以防空气大量进入。

5. 即便是抱着的情况下，宝宝也会打嗝儿，这时大人可以轻轻地拍打宝宝的背部，这样就能帮助宝宝打嗝儿，防止吐奶。通过压迫宝宝的腹部，也可以让症状加以缓解。为了防止弄脏衣物，大人可以在肩膀上放块手绢。

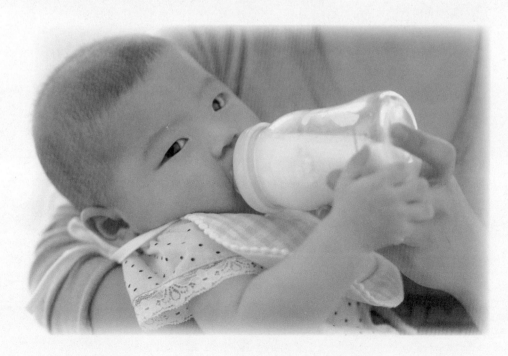

如何清洗奶瓶

　　由于奶瓶和奶嘴中可能会藏有一些污垢和细菌，会危害到宝宝的身体健康，所以奶瓶和奶嘴的清洁和消毒至关重要。

　　洗奶瓶是件很麻烦的事情，可以提前准备好盛满水的大碗，将用后的奶瓶浸泡到碗里，过一会儿再洗。也可以将使用过的奶瓶里灌满干净的水，就不会使配方奶粘到瓶壁上，以后再清洗也会很容易。清洗过后一定要注意给奶瓶消毒。

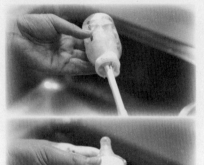

　　1. 可以用专用的奶瓶洗涤剂，也可以用天然食材制作的洗涤剂，用刷子将奶瓶彻底地清洗干净。

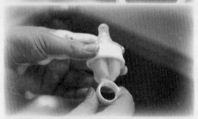

　　2. 奶嘴部分很容易残留奶粉，无论是外侧还是内侧都要用刷子彻底清洗。

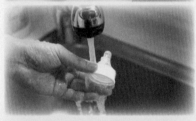

　　3. 为了防止洗涤剂的残留，奶嘴要冲洗干净，最好能将奶嘴翻转过来清洗内部。

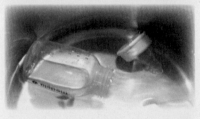

　　4. 锅里的水沸腾以后，可以用于消毒干净的奶瓶和奶嘴。奶瓶容易浮起，将奶瓶内注满水即可沉没。

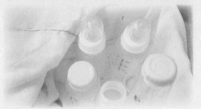

　　5. 煮沸3分钟后可将奶嘴取出，5分钟后将奶瓶取出。然后将奶瓶、奶嘴放在干净的纱布上控水。

💡 混合喂养宝宝的喝水问题

如果宝宝奶水吃得已经足够，每天每千克体重超过100毫升的奶量，且体重增长在正常范围内，每天排尿6~8次，小便颜色也清淡、不黄，即表示宝宝身体的水分已经足够了，不需要再刻意勉强宝宝喝水了。

•水的重要作用•

水是一切营养素和代谢废物的溶剂，没有水，人体内的一切代谢反应都将停止。水参与代谢全过程，具有调节体温、维持血容量、维持腺体正常分泌等生理功能。因水占宝宝体重的70%~80%，成人则为60%，所以宝宝对水的需求比成人更重要，平时需要特别注意及时给宝宝补充水分。

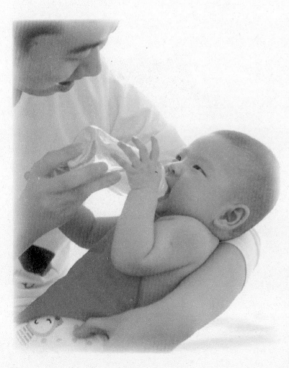

•什么时候要给宝宝喂水•

当宝宝不断用舌头舔嘴唇，或见宝宝口唇发干，或应换纸尿裤时没有尿等，都提示宝宝需要喝水了。3岁内的宝宝每次饮水不应超过100毫升，3岁以上可增至150毫升。只要小便正常，根据实际情况让宝宝少量多次饮水。出汗时应增加饮水次数。

•宝宝喝水不要放太多糖•

不要以自己的感觉给宝宝冲糖水，平时也不要喂宝宝过甜的水。因为宝宝的味觉要比大人灵敏得多，当大人觉得甜时，宝宝就会觉得甜得过度了。用高浓度的糖水喂宝宝，最初虽然可加快肠蠕动的速度，但不久就转为抑制作用，使宝宝腹部胀满。

第五节 护理宝宝需谨慎

新生儿身体娇嫩，因此新手妈妈需要谨慎护理宝宝。下面会介绍一些方法指导妈妈怎样护理宝宝的眼睛、耳朵、鼻子、臀部、脐部等重要部位。

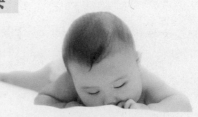

💡 怎样护理宝宝的眼睛

新生儿的眼屎多可是个大问题，它可能意味着宝宝有先天性泪囊炎等疾病，如不及时治疗，就会影响宝宝将来的视力发育。宝宝出生后，父母应特别注意观察宝宝眼屎的多少。如果出生1周后还有较多眼屎，应尽早带宝宝去医院检查。

→ 宝宝眼睛的清洁方法

1. 固定宝宝的头部：为了固定头部，可以先支撑起颈部，再用手按住额头。

2. 使用一次性的消毒棉球或棉签：用蘸湿的消毒棉球或棉签按眼角到眼梢的顺序擦洗眼部分泌物。每次使用过的棉球都要及时扔掉，以免宝宝抓取。

3. 向上拉眼睑：可以用手指向上牵拉宝宝的眼睑，取下脏物。

4. 向下拉眼睑：换过消毒棉球或棉签之后，用手指向下牵拉眼睑，取下脏物。

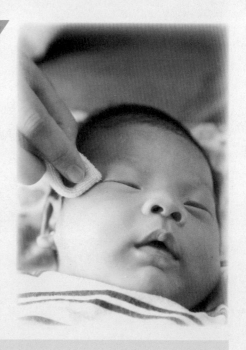

小贴士

妈妈在帮宝宝清理眼屎时，力气不宜过大，只要轻轻擦拭就可以，以免伤害宝宝眼睛周围的肌肤。清洁工具应选用消毒过的纱布或棉棒，且使用次数以一次为限。另外，应避免在眼睛四周反复擦拭，以免增加宝宝眼睛细菌感染的概率。

如何护理宝宝的耳、鼻

　　新生儿是那么娇嫩，好像稍稍碰一下就会受伤一样。很多妈妈不知道该怎么呵护新生儿，尤其是宝宝的耳、鼻。

•耳部的护理•

护理宝宝耳部的注意事项

　　在洗澡的时候，用浸湿的纱布或者毛巾小心地擦拭宝宝耳后及耳周围。特别要注意用纱布或毛巾仔细地擦洗耳沟或耳孔。正常来说，耳垢会随着身体的移动自行脱落出来，而宝宝的耳垢，即使不去清理，也不会对宝宝的听力造成任何影响。

宝宝耳部的清洁方法

　　1. 让宝宝侧卧：为了不让宝宝感到紧张，要边跟他说话，边使其侧卧。

　　2. 清洗宝宝耳郭周围：将涂有香皂的纱布或毛巾缠在手指上，仔细地擦洗宝宝的耳郭及周围。

　　3. 轻轻擦拭：用毛巾或者棉签轻轻地清除残留在宝宝耳部的水珠。

•清除宝宝的鼻屎•

宝宝为什么容易有鼻屎

　　新生儿鼻腔分泌物一部分为羊水和胎脂；另一部分为常见的垢物，多半是因宝宝吐奶或溢乳时，乳液从鼻腔流出后遗留下来的奶垢。

　　如果宝宝鼻子里经常有少量的鼻涕流出，并在干燥后结成痂皮，形成淡黄色鼻屎，这属于正常情况。

清除宝宝鼻屎的操作步骤

1. 将宝宝置于灯光明亮之处，或者使用手电筒照射。
2. 轻轻固定宝宝的头。
3. 用棉棒蘸一些凉白开或生理盐水。
4. 将湿润的棉棒轻轻地伸进宝宝的鼻子内侧顺时针旋转。

⊙ 重点护理宝宝的脐部

新生儿出生后3～7天，脐带残端会自动脱落。在脐带残端脱落之前，为了避免脐部感染，一天至少要帮宝宝做2～3次脐带护理。

●脐带护理的具体方法●
1. 洗净双手，将脐带轻轻拉起。
2. 用棉签蘸取碘附，然后从脐带根部开始消毒。
3. 消毒完毕，也可以覆盖上几层叠好的无菌纱布，然后将其用胶带固定在脐周。

●宝宝肚脐护理的注意事项●

❶新生儿的脐带残端一般多久才脱落
一般情况下，新生儿出生后脐带残端在24～48小时内自然干瘪，3～7天脱落，并且会在10～15天愈合。但这不是绝对的，不同的新生儿有差异，脐带残端也有长、短、粗、细之分，只要宝宝的脐部保持清洁和干燥，爸爸妈妈不要着急，耐心等待宝宝的脐带残端自行脱落就行。

假如新生儿的脐带两周后仍未脱落，要仔细观察脐带的情况，只要没有感染迹象，如红肿、化脓或大量液体从脐窝中渗出，就不用担心。爸爸妈妈可以用碘附给宝宝擦拭护理，使脐带残端保持干燥，加速脐带残端脱落和肚脐愈合。

❶要保持新生儿肚脐干净
每次给宝宝洗澡后，要记得擦干净肚脐部位的水分，用棉棒蘸碘附在肚脐处擦拭，不可把爽身粉撒在肚脐的周围。

每次给宝宝换纸尿裤时，检查肚脐是否干燥，如果肚脐是潮湿的，可重复上面的动作，用碘附再次擦拭。干燥的脐带残端就容易脱落了。

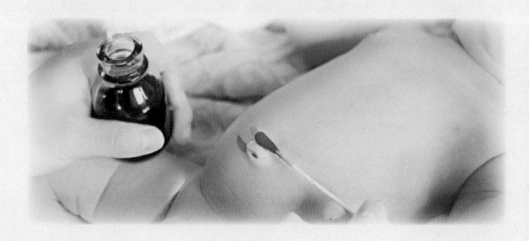

宝宝臀部的清洗

给新生儿清洗臀部时用力过大或纸尿裤粗硬、潮湿、未及时更换，特别是消化不良的粪、尿中所含的脂肪酸、尿酸多而刺激局部时，都可能使新生儿发生臀红。因此必须做到勤换纸尿裤，保持宝宝皮肤干燥、清洁。

•男宝宝臀部的清洗•

清洁睾丸下面时，应用手轻轻将睾丸托起再进行。而清洁阴茎时，则应顺着身体的方向由根部向龟头方向擦拭，只需清洁阴茎本身而不要用力去擦洗包皮。在清洁肛门时，可用手举起宝宝的双腿进行，擦拭完后洗净自己的双手。清洗后，可让宝宝的小屁屁晾一会儿，再涂些防疹膏或润肤露等，以防"红屁股"的发生。

•女宝宝臀部的清洗•

对于女宝宝，解开纸尿裤时，可先用纸尿裤干净的一角擦去宝宝残留的粪便然后抬起她的腿，在臀部放上新的纸尿裤。然后用湿纱布擦洗，再抬起她的双腿，清洁外阴，需要注意的是，不要分开女婴的阴唇清洗，否则会妨碍可杀灭细菌的黏液流出。为女婴清洗外阴时，注意按从上到下、从前到后的顺序，以预防来自肛门的细菌蔓延至阴部引起感染。

用软毛巾或细纱布轻轻清洗尿道口、阴道口外部和肛门周围的脏东西，肛门褶皱里残留的粪渣也要特别清洗干净，千万不要洗阴道口里面。

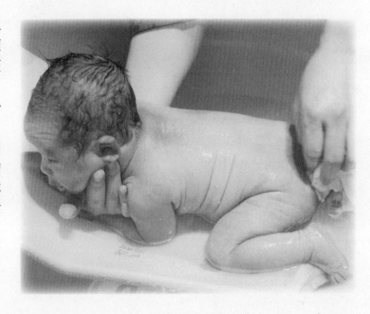

💡 女宝宝怎样护理私处

女宝宝相对男宝宝来说护理私处要麻烦一些，一定要经常给宝宝洗屁股，勤换纸尿裤，千万不能偷懒。

女宝宝小阴唇之间、大阴唇之间、大阴唇与小阴唇之间经常发生粘连。如果是小阴唇粘连则形成假性阴道闭锁。造成阴唇粘连的原因是：女宝宝外阴和阴道上皮薄，阴道的酸碱度较低，抗感染能力差，如果不注意局部卫生，会发生外阴炎。如果外阴炎并发溃疡，小阴唇表皮脱落，加上女宝宝外阴皮下脂肪非常丰富，使阴唇处于闭合状态，则会形成假性阴道闭锁。预防和治疗阴唇粘连有6个注意事项：

1. 保持外阴清洁。
2. 睡前清洗外阴。
3. 纸尿裤透气要好。
4. 注意纸尿裤不要过于裹紧宝宝，尤其是夏季。
5. 患外阴炎要及时治疗。
6. 发现阴唇粘连，要及时处理，轻轻用手分开，然后涂上抗生素软膏；如果不能分开，就不要强行分开，及时看医生，必要时需手术剥离。

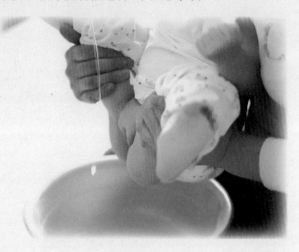

小贴士

女宝宝对纸尿裤的要求相对男宝宝来说要高，父母要注意护理女宝宝的屁股，保持清爽、透气的外阴环境。无论是使用尿布还是纸尿裤，都应当选择透气性好、安全卫生的，且要及时更换。内裤要选择棉质、宽松的，切记不要给宝宝穿开裆裤。

给宝宝护理好口腔

不要认为宝宝以后还要换牙就不帮助宝宝护理牙齿，因为爱护牙齿也是一种习惯，早早帮助宝宝护理牙齿，可以预防龋齿。

父母都不希望宝宝患龋齿，但怎样做才能避免呢？其实龋齿的发生与口腔卫生有着十分密切的关系，父母应了解刷牙的重要性和正确的刷牙方法，尽早对宝宝进行口腔卫生的启蒙教育及刷牙习惯的培养。宝宝自出生6个月左右开始长出乳牙，到2岁6个月左右乳牙全部长齐，共计20颗牙齿。由于这一时期宝宝对口腔卫生的意义不理解，所以必须依靠父母做好口腔卫生保健。

小贴士

两岁左右的宝宝应该由父母戴着指刷为其刷牙，稍大一点儿的宝宝可考虑用幼儿牙刷刷牙，每日最少刷两次，且饭后或食用甜食后应及时漱口。在进行口腔清洁时，父母应密切观察宝宝易患龋齿的部位，如后牙的咬合面及邻接面，上下前牙的牙缝处，如果邻面刷不到，可用牙线清洁。养成良好的口腔卫生习惯，这对宝宝一生的口腔健康将起到非常重要的作用。

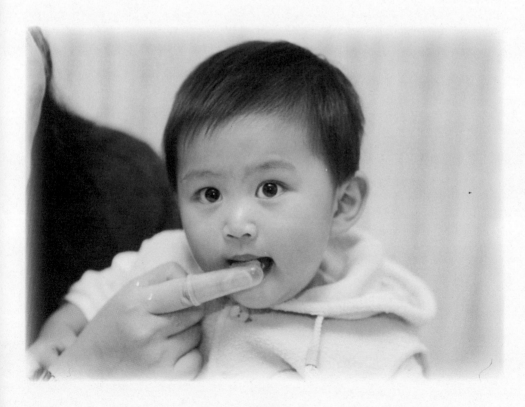

宝宝的头发护理

宝宝由于生长发育速度极快，所以新陈代谢非常旺盛，因此，在6个月前，最好每天给宝宝洗一次头发，尤其是天气炎热时。6个月后，可改成2～3天洗一次头发。保持头发的清洁，可使头皮得到良性刺激，从而促进头发的生长。

●营养均衡●

想要宝宝有好的头发，就要保证营养均衡。要保证肉类、鱼、蛋、水果和各种蔬菜的搭配和摄入，含碘丰富的紫菜、海带也要经常给宝宝食用。如果宝宝有挑食、偏食的不良饮食习惯，应该及时纠正，以保证丰富、充足的营养通过血液循环供给发根，促进头发生长。

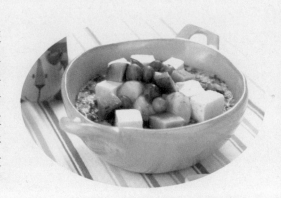

●清洁头发●

通常2～3天就应给6个月大的宝宝清洗一次头发，使头皮得到良性刺激，促进头发的生长，还可避免头皮上的油脂、汗液以及污染物刺激头皮，引起头皮发痒、起疱，甚至发生感染，导致头发脱落。

给宝宝洗发时，要选用无刺激、易起泡沫的婴幼儿专用洗发液，洗头发时要轻轻用手指指腹按摩宝宝的头皮。

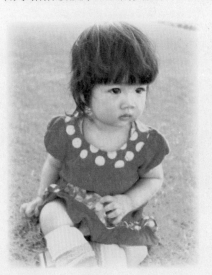

不可用力揉洗头皮和头发，以免头皮受损致使头发脱落。

每次清洗后，最好用柔软而有弹性的婴幼儿专用发梳为宝宝梳理头发。

●充足的睡眠●

睡眠不足容易导致宝宝食欲不佳、经常哭闹、生病，这是影响头发生长的间接因素。

●阳光照射●

适当接受阳光照射对宝宝头发的生长也非常有益。紫外线可促进头皮的血液循环，改善头发质量。

第六节 需要给宝宝准备哪些用品

宝宝出生前后，爸爸妈妈都会积极地采购相关用品来迎接宝宝的到来。在挑选的过程中，宝宝衣物、鞋子、玩具等的购买都可以遵循一定的原则，既合适耐用又避免浪费。

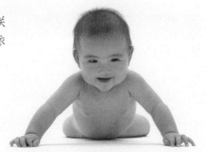

💡 宝宝用品的选购

能够用现有的生活用品代替或实现功能的就不必买宝宝专用品，既省钱又减少了用品选择不当所造成的浪费。

•宝宝用品要耐用，且具有多种功能•

比如一个可以拆卸的婴儿床，可以经过简单的改装之后变成婴儿推车，这种商品很不错，类似的东西可以适当买几件。需要注意的是，不要购买婴儿枕头和床围等一些不实用的东西。这些东西看上去非常有用，但其实只是概念新颖或者形式大于用途，宝宝不但根本用不上，而且如果使用，反而有可能造成窒息。

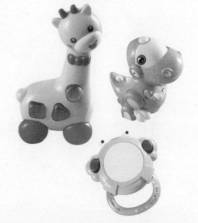

•不要过早、过多地给宝宝买玩具•

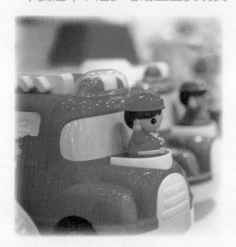

因为宝宝前几个月是不需要玩具的。宝宝的喜好很奇特而且随时会改变，宝宝更喜欢生活用品，例如：遥控器。

所以不必要在玩具上浪费金钱。但一些必备的消耗品则应尽量多买，比如纸尿裤。虽然成箱购买纸尿裤的一次性投入会很大，但要记住，宝宝在第一年当中可能需要将近2000片的纸尿裤，并且纸尿裤的保质期通常有2~3年之久。选择合适数量、型号的纸尿裤一次性购买，还会获得相应的优惠价格和礼品，很划算。

💡宝宝常备的洗护用品

宝宝的洗护用品并不比成人少，主要有宝宝润肤油、防晒露、沐浴液、洗发露、爽身粉、护臀霜等，主要的功能是滋润和保护皮肤。

•正确使用洗护用品•

洗澡时，刚出生的宝宝要使用配方温和的洗护产品，宝宝的皮肤很薄，要轻轻地擦拭，不能用力。等宝宝稍微大一点儿，就可以选择有一定去污功能的产品。

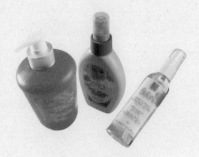

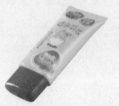

•正确使用护臀霜•

宝宝每次排泄之后，都应该给小屁股涂上护臀霜，滋润宝宝的皮肤，防止出现"红屁股"。

•正确使用爽身粉•

每次宝宝洗澡之后，都要将爽身粉擦在宝宝皮肤的褶皱处，防止由于宝宝脂肪多而引起痱子，还可以减少衣服对宝宝皮肤的摩擦。但是，爽身粉不宜涂抹太多。宝宝的会阴部不可擦爽身粉。

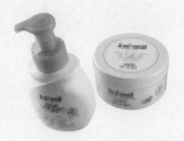

小贴士

女宝宝生殖道短，擦在外阴、大腿内侧、下腹等处的爽身粉，环境中的粉尘微粒，都可通过外阴、阴道、宫颈、宫腔及开放的输卵管进入腹腔，并附着积聚在输卵管、卵巢表面，刺激卵巢上皮细胞增生，这种长期慢性反复刺激便可诱发卵巢癌。因此给女宝宝使用爽身粉时更应该注意安全。

宝宝内衣的选择

　　宝宝内衣的面料选择非常关键，要选择纯棉、吸汗、透气性好、手感舒适的内衣，并且不会刺激宝宝皮肤发生过敏或引起瘙痒。颜色尽量选择柔和的白色，或略微有点儿黄色的，这种颜色一般是真正天然、不加荧光剂的。

•样式的选择•

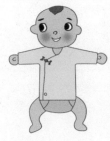

•短款和尚服•

　　新生儿到3个月左右的宝宝的基本内衣，可以方便地和其他内衣搭配。

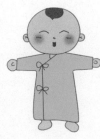

•长款和尚服•

　　新生儿到3个月左右的宝宝的内衣，可以和短内衣搭配。

•蝴蝶衣•

　　下摆为两片的设计，下裆使用按扣连接，即使小脚活动也不会敞开。

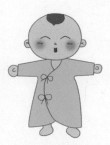

•三角包臀衣•

　　穿着贴身舒适，行动方便。适合3个月以上的宝宝当内衣。

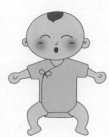

•面料的选择•

面　料	保暖性	适合季节	特　点
棉纱布	一般	夏季	一种平织面料，因为薄且纤维间隙大，透气性极好，洗后易缩水
针织罗纹布	一般	夏季	一种有弹性的针织面料，质地较薄，特点是伸缩性、透气性强，手感好
针织棉毛布	较好	秋冬	比罗纹布稍厚，为双层有弹性的针织面料，有极佳的伸缩性

💡宝宝玩具的选择

父母可以为宝宝挑选以下几种类型的玩具。

•便于抓握的小玩具•

4个月的宝宝会抓住眼前的玩具，但还不准确。可给他准备一些不同质地、不同颜色、便于抓握的小玩具，如摇铃、乒乓球、核桃、金属小圆盒、不倒翁、小方块积木、小勺、橡皮动物、绒球或毛线球等。

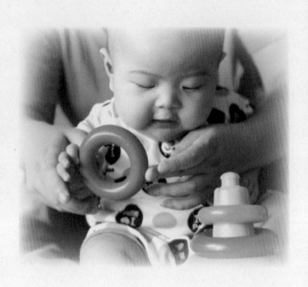

•色彩鲜艳的玩具•

可选用一些大的彩色的圈、手镯、脚环、软布球和木块，可击打、可抓握、可发声的彩色塑料玩具，五颜六色的图画卡片等。

•沐浴玩具•

沐浴玩具可能是宝宝最喜欢的玩具，而且他可能也喜欢在浴缸中玩。塑料玩具价格不贵，会漂浮在浴缸中，很好玩。当宝宝泡在浴缸中时，大人可以让他看着，一边将水从塑料杯中倒出来，一边和他说话。

•毛绒玩具•

宝宝需要温暖的母爱和安全感，可以选择一些手感柔软、造型朴实、体积较大的毛绒玩具，放在宝宝的手边或床上。

•音乐玩具•

可以给宝宝一个音乐玩具，他会更喜欢只要按下按钮就能发出声音的音乐玩具。

小贴士

选择合适的玩具对宝宝的发育意义重大，应给予足够重视。

宝宝玩具的选购

给宝宝一份让他惊喜的玩具是好的，可是一些玩具可能会让惊喜变成惊险。所以挑选玩具的时候，爸爸妈妈一定要用心。

●安全防范措施●

❗挑选适合宝宝年龄的玩具

如果你对购买玩具没有概念，可以咨询一下有同样大宝宝的父母或者请售货员介绍，根据他们的推荐加上自己的判断购买可以减少很多麻烦。另外，正规的玩具厂家都会在玩具包装上标注适用年龄，购买前仔细看看。

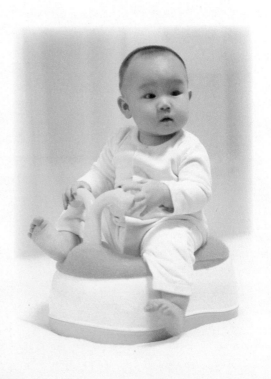

❗不要买带有小配件的玩具

这样可以避免宝宝吞咽玩具配件，造成危险。

❗选择比较结实的玩具

这样可以避免宝宝把那些脱落的玩具零部件吞咽到肚子里，造成危险。

❗选择表面光滑的玩具

表面带有毛刺或者带着锐角边缘的玩具都不能给宝宝玩，一定要买那些表面很光滑的玩具。

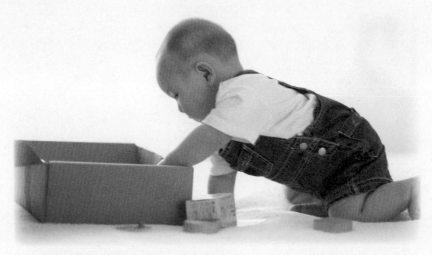

💡 宝宝的安全座椅

　　乘坐私家车时，宝宝必须坐安全座椅，以保证安全。不要图省事抱着宝宝坐车，否则当交通事故发生的一瞬间，将会后悔莫及。

　　市售的车辆上面的安全带是按照成年人的尺寸设计的，可最大限度地保护成年人的安全。而儿童由于高度不够，肩带和锁骨的位置不对应，事故发生时安全带可能会勒住孩子的脖子。这时给宝宝选择最适合的安全座椅就显得尤为重要。

根据宝宝的体重选择合适的儿童安全座椅						
3千克 新生儿	10千克 1岁	15千克 3岁	18千克 4岁	25千克 8岁	30千克 9岁	36千克 11岁
后向宝宝座椅 （适用10千克内）	此阶段的宝宝，颈部还没有完全发育好，还不足以支撑相对较重的头部，后向安装座椅比正向安装更能为宝宝的头部、颈部及脊椎部位提供全方位的保护					
转换式安全座椅 （适用10~18千克）		是一种能够根据宝宝自身的情况调整位置的安全座椅。在宝宝体重还未达到10千克时，可以反向安装；之后则可根据需要将座椅调整到正向				
正向儿童座椅 （适用15~25千克）				此阶段的宝宝身高增长速度快，座椅上的安全带需根据宝宝的身高进行调节		
增高型座椅 （适用25~36千克）						增高型座椅一般不配备安全带，必须依靠汽车上的安全带保护宝宝

怎样为宝宝选鞋

　　带宝宝出去就要给宝宝穿袜子或者穿鞋，而选择合适的鞋子是很重要的，选错鞋子会影响宝宝脚的生长，一起来看看怎样给宝宝选鞋子吧。

　　过了6个月之后，由于宝宝生长和发育的需要，穿鞋可以促进宝宝多爬、多走，对运动能力和智能发展都很有好处，所以在这时，父母一定要给宝宝选一双合适的鞋子。

　　当宝宝开始学爬、扶站、练习行走时，也就是需要用脚支撑身体重量时，给宝宝穿一双合适的鞋就显得非常重要。为了使脚正常发育，使足部关节受压均匀，保护足弓，要给宝宝穿硬底布鞋，挑选时要注意以下几方面：根据宝宝的脚型选鞋，即脚的大小、肥瘦及足背高低等；鞋面应柔软、透气性好；鞋底应有一定硬度，不宜太软，最好鞋的前1/3可弯曲，后2/3稍硬不易弯折；鞋跟比足弓部应略高，以适应自然的姿势；鞋底要宽大，并分左右；宝宝骨骼软，发育不成熟，鞋帮要稍高一些，后部紧贴脚，使踝部不左右摆动为宜；宝宝的脚发育较快，平均每月增长1毫米，买鞋时尺寸应稍大些。

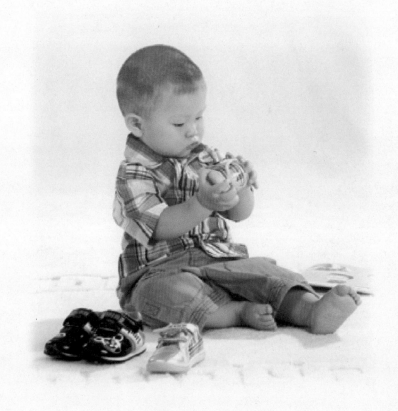

第七节 保证宝宝的良好睡眠

宝宝大部分时间都处于睡眠状态，为了宝宝的良好发育，父母要做好其睡眠护理工作，如营造舒适的睡眠环境、学习哄睡技巧、培养宝宝良好的睡眠习惯等。

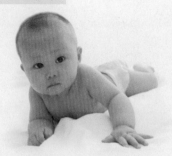

宝宝的睡眠护理

新生儿指出生4周以内的婴儿，宝宝除哺乳时间外，几乎都处于睡眠状态，每天需睡眠20小时以上。睡眠的时间和质量某种程度上决定这一时期他的发育良好与否。因此，做好宝宝睡眠护理工作也很重要。

•自然的睡姿•

宝宝睡觉的姿势没有固定模式，可以顺其自然。刚出生的宝宝总是习惯保持胎内的姿势，手脚蜷曲，略低头，朝哪个方向睡的都有。

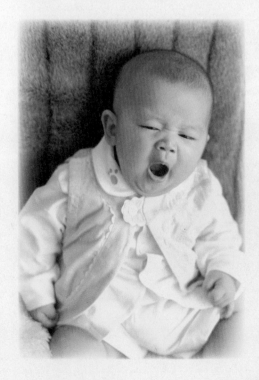

•舒适的睡眠环境•

要想使新生儿有好的睡眠，创造舒适的睡眠环境显得尤为重要。一般新生儿的卧室温度最好维持在16～23℃，湿度在50%～60%，要安静、清洁、通风，但不能有过堂风。

有些父母喜欢让新生儿和自己一起睡，其实这是不利于宝宝成长的。宝宝和大人同睡一张床，会使宝宝吸收氧气不足。人脑组织的需氧量很大，年龄越小，需氧量越多。

最好的办法是让宝宝单独睡在可以灵活搬动的小床上。在大人不睡觉时，把小床放在安静的地方，有条件的可以单独放在一室；大人睡觉时，把小床搬到大床的一边，以便夜里照顾宝宝。

宝宝入睡困难的对策

宝宝夜间入睡困难是每一位爸爸妈妈必将面对的烦恼，拍拍背、握握手、喂喂奶往往是最有效的方法。

•有节奏地轻拍背部•

抱起宝宝，轻轻地拍其后背，最好使用同样的节奏，宝宝就会渐渐熟睡。

•握住宝宝的双手•

为使宝宝能继续入睡，妈妈握着宝宝的小手，让宝宝用手的力量拨开妈妈的手指，玩着玩着很快便可入睡。

•哺喂是最有效的•

夜间宝宝哭泣，最有效的解决办法就是母乳哺喂。

•补充水分•

空气干燥容易引起口干，可能会使宝宝哭泣。抱起宝宝后可以给他补充些水，也许就会让他停止哭泣，安静地入睡。

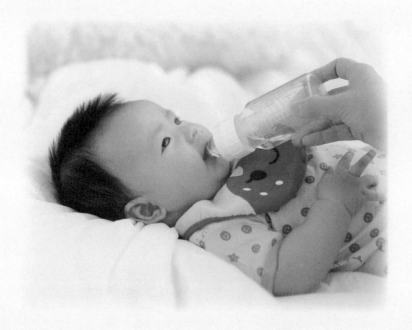

💡 哄宝宝入睡的技巧

哄宝宝入睡得讲究方式方法，宝宝现在还太小不能摇晃，所以哄宝宝睡觉是个难题，下面我们一起来研究一下怎么哄宝宝入睡才不那么困难。

•抚摩•

1. 用手掌从上到下轻轻地抚摩宝宝的眼睑，宝宝很快就会闭上眼睛入睡。
2. 用指尖轻轻地抚摩宝宝的耳垂及耳孔周围，宝宝很快就会安静下来。
3. 拿起宝宝的小脚，轻轻地抚摩足底，要仔细倾听宝宝的呼吸声。

•哄睡技巧•

❗与宝宝面对面

妈妈紧紧靠近宝宝，闭上眼睛装睡，脸接触宝宝，只要宝宝不动，就不睁眼睛，慢慢地宝宝自己就睡着了。

❗与宝宝到黑暗的房间里

到了该睡觉的时间，可以去黑暗、安静的房间。妈妈一边跟宝宝说话，一边哄他睡觉，这样宝宝很快就会入睡。

❗枕妈妈的手腕

让宝宝与妈妈面对面，头枕着妈妈的手腕，宝宝很快就可以入睡了。

❗用喜爱的玩偶使其安静下来

有的宝宝一拿到玩偶就会停止哭泣，自己玩一会儿就会安然入睡。

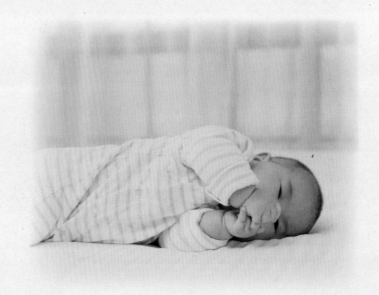

💡 注意宝宝夜里的声音

1~2个月的宝宝每天需睡眠15小时左右。尽量使宝宝晚上多睡，白天少睡，以便尽快和成人生活节奏同步。

●注意宝宝打鼾●

有些宝宝入睡后会一阵阵发出微弱的鼾声，如果是偶然现象，就不是病症。如果宝宝每天入睡后都打鼾，而且鼾声较大，那就要引起重视了，应及早带宝宝到医院五官科检查，判断宝宝是否有腺样体肥大。腺样体是人体鼻咽部的淋巴组织，如果是病理性腺样体肥大，入睡后就会出现打鼾、张口呼吸的现象，严重的还会引起腺样体反应，比如硬腭高拱、牙齿外突、牙列不齐、唇厚、上唇翘、表情痴呆、精神不振、体虚、消瘦等。严重的腺样体肥大可通过手术进行治疗。

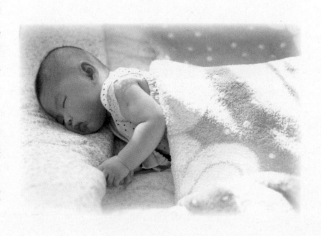

●对宝宝夜啼的处理●

宝宝夜啼的原因很多，除了没有喂饱外，在生活上护理不妥也可导致宝宝夜啼。例如，纸尿裤湿了；室内太闷，衣服穿得较多，出汗后湿衣服裹得太紧；被子盖得太少使宝宝感到太凉；有时是因为宝宝口渴了；有时因为宝宝白天睡得太多，晚上不肯睡觉便要哭闹。当然，宝宝生病，或因未及时换纸尿裤造成臀部发炎，宝宝疼痛，更会哭吵得厉害。总之，要找出原因，才能针对情况解决问题。切勿每当宝宝哭就以为是肚子饿了，就用喂奶的办法来解决。

宝宝夜啼会使妈妈和宝宝都得不到充分休息，一定要及时解决。最好使宝宝在6个月以后逐渐养成夜里不喝奶、不含乳头睡觉的好习惯，这是解决夜啼的好办法。

小贴士

父母应该注意宝宝在夜里睡觉时的状态，尤其是宝宝连续几天睡觉不安稳的时候，一定要查明原因，及时发现、及时处理。

💡 宝宝睡不踏实是怎么回事

有些宝宝睡觉不安稳，经常翻来覆去，父母要找到他睡不踏实的原因，有可能是缺钙、缺维生素或者想尿尿等。

●宝宝体内缺少矿物质●

缺钙会导致宝宝晚上睡不安稳，需要补充钙和维生素D；如果缺锌，可在医生的指导下服用一些补锌产品。

●宝宝呼吸不畅通●

鼻屎堵塞宝宝的鼻孔，使宝宝呼吸不畅快，也容易导致不安稳，所以父母要注意这方面的因素。当宝宝睡不安稳时，检查一下宝宝的鼻孔，帮宝宝清理一下，可能症状马上就会得到缓解。

●宝宝睡前应及时排尿●

睡前应先让宝宝排尿。宝宝因为夜里想尿尿就醒，所以应该给他用纸尿裤，这样不会因为把尿影响宝宝睡觉。

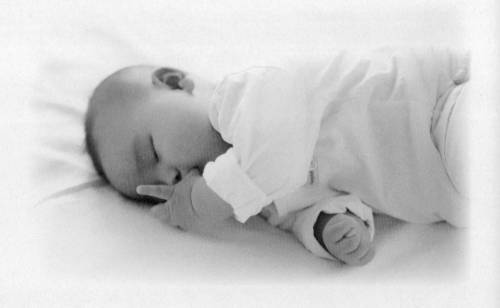

🦁 宝宝为什么睡觉爱摇头

细心的妈妈可能会发现，宝宝睡觉有时候爱摇头，一起来看一下宝宝摇头的原因，然后对症下药吧。

如果宝宝只是在临睡前有摇头的现象，那么妈妈暂且不需要过度担心，可是如果摇头的现象出现在宝宝入睡之后，那么就应该引起父母的高度注意了。

●湿疹●

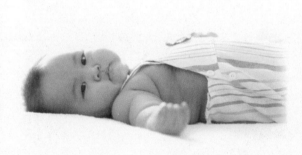

湿疹是宝宝普遍存在的一种皮肤类的疾病，几乎80%的宝宝出生之后都会有不同程度的湿疹。湿疹是比较痒的，宝宝月龄小，不会用语言表达自己的感受，自然会选择用肢体语言来告诉妈妈，宝宝睡觉摇头就是其中的一种。这个时候如果可以减轻湿疹的瘙痒感，宝宝睡觉摇头的现象就会消失的。

●缺钙●

宝宝的生长速度如果过快就会造成暂时性的缺钙。一般宝宝缺钙会有以下几种反应：摇头、蹭枕、方颅、肋骨外翻、夜啼、睡眠不安等。缺钙严重影响宝宝的生长和发育，所以妈妈一定要定期给宝宝做体检，尤其是微量元素的检查，3个月一次最合适。

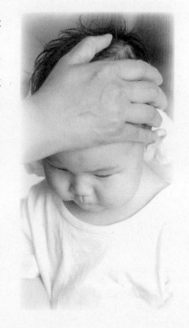

●头皮瘙痒●

长期不洗头或者头皮出现病变会让宝宝感到不适，那么这个时候宝宝不会说话，自然就会用摇头的办法告知父母。解决由这个问题引起的摇头很简单，经常给宝宝洗洗澡，保持宝宝的头部干爽就可以了。有些妈妈给宝宝洗澡之后直接让宝宝入睡，可是此时宝宝的头发可能还没有干，潮湿状态下的头发就会让宝宝感到不适。

🔆 培养宝宝好的睡眠习惯

宝宝的睡眠出现问题是很常见的。宝宝会在半夜的时候醒来，然后把房间里所有的人都吵醒。9个月的宝宝通常会在晚上睡11～12小时，其实还是像从前一样，宝宝每天晚上睡几个小时后就会醒一会儿。现在同以前不一样的地方就在于，当他醒来以后，就会记起你来，会很想你。

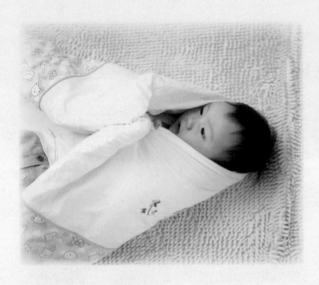

•睡多久合适•

9个月的宝宝通常会在上午和下午各小睡一次，每次1～2小时。父母应该了解宝宝的睡眠需要，不过不论宝宝每天需要睡多久，如果宝宝白天睡得多了，晚上就会少睡。当宝宝生病的时候，他们通常会睡得更久一些。但是比平常日间的睡眠多出1小时是一个不正常的现象。如果你的宝宝因为疾病而比平常睡得多了1小时以上，请立刻到医院就诊。

•睡眠原则•

午前不再睡觉。9个月的宝宝每天需要睡14～16小时，白天可以只睡两次，每次2小时左右，夜间睡11小时左右。夜间如果纸尿裤湿了，但宝宝睡得很香，可以不马上更换。如果宝宝患上纸尿裤疹或屁股已经淹红了，要及时更换纸尿裤。如果宝宝排大便了，也要立即换纸尿裤。

•睡眠习惯•

如果宝宝养成了一种睡眠习惯，那么不按习惯宝宝就睡不着。不好的睡眠习惯是要改正的。如果他哭闹的话，观察一段时间，让他有机会自己平静下来。如果他的哭闹升级了，尽可能平和地让他安静下来；如果你还是想要他今后睡在自己床上的话，尽量不要去抱起他。

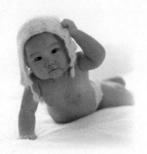

第八节　宝宝衣服怎么选

　　给宝宝选择合适的衣服并帮宝宝穿上是妈妈必须掌握的一项技能。妈妈除了要遵循宝宝的穿衣原则外，还要学会合理地清洗和收纳宝宝的衣物。

💡 怎样给宝宝穿衣服

　　妈妈给宝宝穿衣服的时候一定要有耐心，不能急，每一步都要做得细致，以防伤害到宝宝。

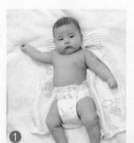
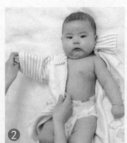
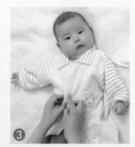
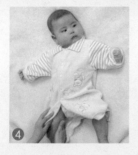
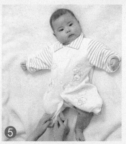

→ 操作方法

　　1. 将贴身内衣及外套提前准备好，注意将袖子完全展开。
　　2. 妈妈的手从一侧衣袖袖口进入，牵引出宝宝的胳膊；之后再穿另一侧。
　　3. 领口的扣子不要系得太紧，将领子松散着，将下面的扣子系上。
　　4. 将裤腿展开，把宝宝的腿放进裤腿里，方法与穿衣服一样。
　　5. 外衣的按扣不可生硬地摁，要将衣服拎起离开宝宝身体后再摁上。

💡 宝宝四季穿衣原则

穿衣多少关系着宝宝的健康，父母应该在不同的季节顺应天气来给宝宝加减衣服。春、夏、秋、冬四季应该怎样给宝宝穿衣服才最适合呢？

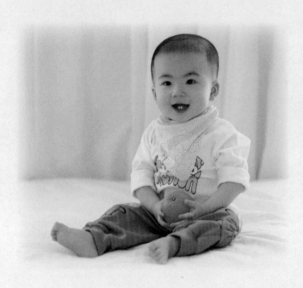

●春季●

这个季节，要给宝宝穿暖和些，不要天气刚刚转暖就过早把宝宝的棉衣脱掉，穿上单薄的衣服，以免天气忽然变冷，来不及加衣服，引起伤风感冒。

●夏季●

要为宝宝选择面料轻、薄、柔软、弹性好的衣服，以利于透气散热，获得凉爽、舒适的感觉。衣服以开口部分较大、穿着宽松舒适、内外换气良好为原则。敞开的衣领及宽大的袖子和裤腿，在活动时有明显的鼓风作用，促使内外空气对流，在出汗较多的胸部、背部以及汗液不易散发的腋窝和腹股沟等处宽松些，可以加速空气对流，起到散热作用。衣服的颜色应选择浅色的。

●秋季●

可根据天气冷暖的变化，在衬衣的外面适当增加厚绒布衣服或毛织上衣、针织绒裤等。

●冬季●

服装以防寒、防冻为主，保暖是第一位的，要选择导热系数小的棉、毛、绒等材质，在颜色选择上没有限制，可根据妈妈的喜好选择。冬季服装的领口、袖口、腰部、腹部和裤腿口最好有收缩或松紧可调的结构，以减少裙下热量的溢出。在冬装穿着量上，不要过多，因为单纯依靠增加穿衣厚度来防寒是消极的。宝宝活动量大，如果衣服穿多了，往往会加倍出汗使毛孔开放，遇有寒风侵袭，容易伤风感冒。

🛈 宝宝衣物的选择

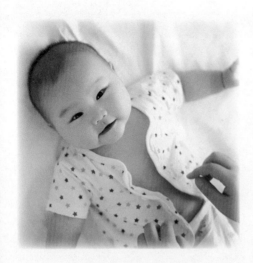

有的妈妈认为，穿上厚外套就可以保暖，而忽略了宝宝的内衣。殊不知柔软的纯棉内衣不仅可以吸汗，还能把空气保留在皮肤周围，阻断体热流失。

●不要穿得太多●

宝宝的衣服不是穿得越多越好，越多不见得就越保暖，关键是看其质地、舒展性等。

●穿衣大小要合适●

宝宝衣服的大小要合适，不要太大，尤其是袖子不宜过长；同样裤子、鞋子都不宜太长、太大，否则会影响宝宝活动。衣服在宝宝身长的基础上，长5~6厘米是可以的，这样可以多穿一段时间。

●颜色不要太多，衣饰不要太杂●

给宝宝穿衣，颜色搭配最好不显太突兀和花哨，协调第一，上半身花下半身就素些，下半身花上半身就素些。另外，宝宝的衣服不要有太多的饰物、纽扣以及拉链，否则宝宝扯下来或放在嘴里玩是很危险的。

●面料最好是纯棉的●

纯棉的织物比较柔软、透气，化纤原料常会引起过敏。毛料虽然是天然品，但是比较粗糙，容易对宝宝的肌肤产生刺激，因此，宝宝的衣物选择纯棉的比较好。化纤原料可选作防风、防雨的风衣，毛料选作外套。

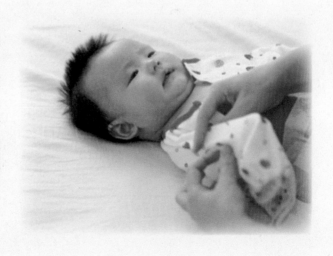

💡 宝宝衣物的清洗和收纳

衣服对于宝宝来说，除了整洁以外，还特别要注重清洗的质量。洗衣服似乎很简单，但是若清洗方法不合理，或衣服上有残留的洗涤剂，都会刺激宝宝的皮肤。下面我们就一起看一下怎么给宝宝清洗衣物才不会引起宝宝的皮肤问题。

●宝宝衣物的清洗●

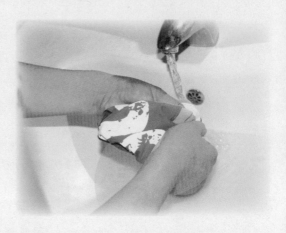

宝宝的衣物不可与成人的衣物同洗，因为这样做会将成人衣物上的细菌转移到宝宝衣物上，容易引发宝宝的皮肤问题或使其感染其他疾病。

在洗涤宝宝的衣物时，一定要用宝宝衣物专用洗涤剂，不能用增白剂、消毒剂等来清洗宝宝衣物。清洗宝宝的衣物时，一定要彻底漂洗干净，直到水清为止。否则，残留在衣物上的洗涤剂会对宝宝造成危害，这种危害绝不亚于衣物上的污垢。洗完衣物以后，要放在阳光下晾晒，这样可以有效地杀菌消毒。

❗宝宝的衣服单独洗

全家人的衣服混洗，很容易将成人的某些疾病传染给宝宝，因此，将宝宝的衣服与成人的衣服分开清洗，可以避免交叉感染。

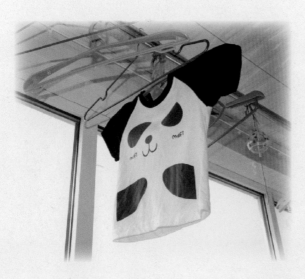

❗内衣和外衣分开洗

作为宝宝的贴身衣物，内衣多是棉的，更应该保持干净，而外衣比内衣更容易藏污纳垢，因此必须分开清洗。

❗小型专用洗衣机

洗衣机里藏着许多细菌，宝宝的衣物经洗衣机一洗，会沾上许多细菌。这些细菌对成人来说没问题，但对宝宝可能就是小麻烦，会造成皮肤过敏或其他皮肤问题。如果买个小型洗衣机专门清洗宝宝的衣物，会是个不错的办法。

🔔漂洗一定要干净

无论用什么洗涤剂洗，漂洗都是一道不能马虎的程序，一定要用清水反复漂洗，直到水清为止。如果没有彻底地将残留在衣服中的洗涤剂清洗干净，宝宝很容易出现皮肤损伤。

🔔在阳光下晾晒衣服

虽然阳光可能会缩短衣服的寿命，但能起到消毒的作用。

•宝宝衣物的收纳•

将宝宝的衣物洗干净，晾晒干后，一定要妥善收纳。在衣橱内应划分内衣区和外衣区，最好用干净、透气的专用收纳袋收纳，但不可使用密封袋，因为封闭是发霉的祸根。

宝宝的衣服哪怕只穿了一次，也要经过洗涤晾晒后才能放回衣橱，不能把穿过的衣服和干净的衣服混在一起。

收纳宝宝衣物的柜子，最好是实木或是布艺的，因为现在很多人造板材的柜子中使用的黏合剂含有大量甲醛，会吸附在衣物上，导致宝宝过敏或引起其他不适。

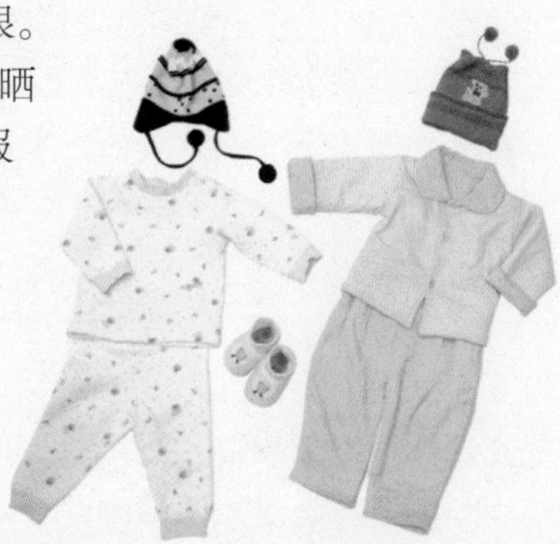

第九节 如何给宝宝洗澡

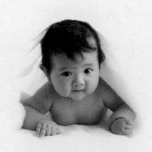

给宝宝洗澡对爸爸妈妈来说是一件很富有挑战性的事，需要掌握好方法，事先做好相关物品的准备，掌握好洗浴的时间和室温、水温等。同时，要了解哪些情况下不能给宝宝洗澡。

如何给宝宝洗头

妈妈在给宝宝洗头前要保证双手温暖，还要将手表、戒指、手镯等坚硬的物品摘掉，以免伤到宝宝的皮肤。妈妈还可以戴上防水围裙，防止把自己的衣服弄湿。

•给宝宝洗头的方法•

给宝宝洗头时，水温保持在37~38℃为宜。先用左前臂将宝宝臀部夹在自己的左腰部，面部朝上，用左手托住宝宝的头部。为防止水流入宝宝耳内，可用拇指及中指从耳后向前推压耳郭，以便将耳孔堵住。用右手给宝宝涂抹婴儿香皂或洗发液，进行清洗。宝宝的头部皮肤很细嫩，皮脂较少，给宝宝洗头时动作要轻，用指肚一点点地揉搓头皮，不要用手指甲使劲地抓挠。

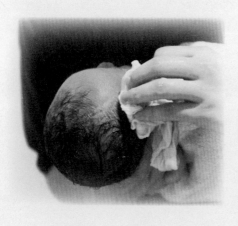

•洗头时的注意事项•

1. 洗头的次数：夏季1~2天1次，秋季2~3天1次，冬、春季3~4天1次。

2. 勿用手指抠挠宝宝的头皮。正确的方法是用指腹轻轻按摩头皮；炎热季节可用少许宝宝洗发液。

3. 如果宝宝头皮上长了痂壳，不妨使用烧开后晾凉的植物油（橄榄油），涂敷薄薄的一层，再用温水清洗，很容易除掉头垢。

4. 选择宝宝专用洗发液，不用成人用品。因为成人用品过强的碱性会破坏宝宝头皮皮脂，造成头皮干燥发痒，头发枯黄。

🌸 怎样给宝宝洗澡

　　宝宝太小了，家人都不太敢给宝宝洗澡，生怕宝宝受到伤害。虽然宝宝没那么脆弱，但是给宝宝洗澡也要讲求方法，一起来看一下怎样给宝宝洗澡吧。

●洗澡的注意事项●

❗物品准备

　　需要准备浴盆、沐浴椅、毛巾、浴棉、宝宝沐浴液、宝宝无泪洗发露、爽身粉、护臀霜、浴巾、干净的衣服和纸尿裤。一定要把擦干身体和穿衣服时的用品都准备好，放在手边。

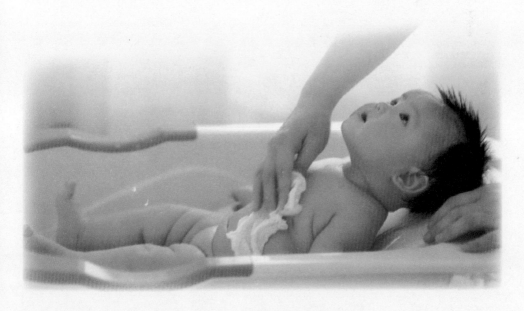

❗洗浴时间

　　不要在宝宝刚刚吃完奶之后就给他洗澡，否则易引起宝宝吐奶。在两次喂奶的中间时段，也就是喂奶后1~2小时洗澡为宜。洗澡之前最好先行排便，并在清理好后再洗澡。洗澡的总时间最好控制在10分钟之内，否则宝宝会因体力消耗而感到疲倦。

❗室温和水温

　　室温应保持在26~28℃，适宜的水温为42℃左右。一般以滴在大人的手背上感觉稍热且不烫手为大概测量方法。

💡 如何在冬季给宝宝洗澡

　　给宝宝洗澡一定不能让宝宝冻着，因此务必保持房间温暖，而且把需要的一切物品都准备好，放在手边：澡盆、大毛巾、婴儿皂、洗脸毛巾、棉花、干净的纸尿裤、纸尿裤衬和干净的衣服。

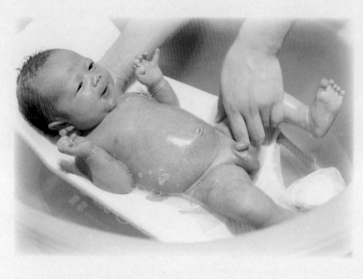

•洗澡的具体方法•

　　1. 一定记住先往澡盆里倒冷水，然后再加热水。在把宝宝放入水中之前，先用肘部或手腕的内侧试试水温。水既不要太凉，也不要太热。如果没有把握，可以用水温计量一量。

　　2. 给宝宝脱掉衣服，但是别脱掉他的背心，这样就不会冷了。

　　3. 用宝宝洗液清洗包纸尿裤的部位。

　　4. 脱掉宝宝的背心，用毛巾把他安全地包好，这样他就不会害怕脱光衣服了，并且先给宝宝清洗眼部、耳朵和鼻子。

　　5. 用托球的方法将宝宝抱在澡盆上方，给他洗头，彻底冲净后擦干，拿掉毛巾。用左前臂托住宝宝的双肩，用手搂住宝宝的肩和腋窝，用右臂搂住宝宝的双腿，托住宝宝一侧的臀部，轻轻将宝宝放入水中，让宝宝面对着你。

　　6. 让宝宝保持半坐状态，使其下半身浸入水中，头部和双肩露出水面。用空着的手给宝宝洗澡。洗澡时要一直保持微笑，并且和宝宝说话。洗好冲净后，用空着的手托住宝宝的臀部，轻轻地将其抱到毛巾上。

　　7. 将宝宝沿毛巾的对角线放到毛巾上。折起下面的一角包住宝宝的双脚，然后将两侧包起。为宝宝擦干身体的时候将宝宝搂抱一下。要轻轻地将宝宝擦干，尤其要注意皮肤的褶皱部分。

几种情况不能给宝宝洗澡

在日常生活中，妈妈都希望自己的宝宝干干净净的，如果宝宝玩耍弄脏了身体，就会担心有细菌，所以每天都给宝宝洗澡渐渐地成为妈妈的习惯。但是，有些情况千万不能给宝宝洗澡。

•打预防针后暂时不要洗澡•

宝宝打过预防针后，皮肤上会暂时留有肉眼难见的针孔，这时洗澡容易使针孔受到污染。

•遇有频繁呕吐、腹泻时暂时不要洗澡•

洗澡时难免搬动宝宝，这样会使呕吐加剧，不注意时还会造成呕吐物误吸。

•当宝宝发生皮肤损害时不宜洗澡•

宝宝有皮肤损害，诸如脓疱疮、疖肿、烫伤、外伤等，这时不宜洗澡。因为皮肤损害的局部会有创面，洗澡会使创面受到污染。

•喂奶后不应马上洗澡•

喂奶后马上洗澡，会使较多的血液流向被热水刺激后扩张的表皮血管，而腹腔血液供应相对减少，这样会影响宝宝的消化功能。另外，由于喂奶后宝宝的胃呈扩张状态，马上洗澡也容易引起呕吐。所以洗澡通常应在喂奶后1~2小时进行。

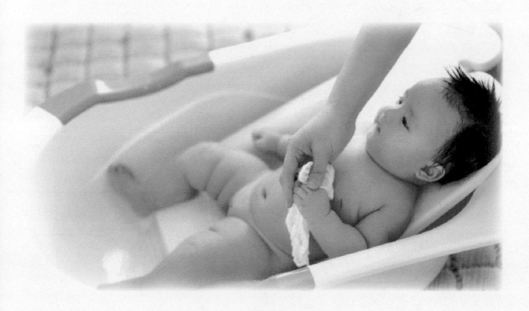

第十节 照顾宝宝早知道

宝宝一天天长大，会有很多的小变化，比如喜欢吃小手啦，身体会发出各种声响啦，会出很多汗，等等，因此照顾宝宝的过程中有很多细节方面的问题需要处理，爸爸妈妈还要善于读懂宝宝的这些信号，加以正确应对。

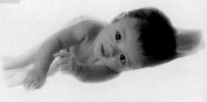

🔶 如何给宝宝修剪指甲

这段时间需要格外注意宝宝手部的卫生，宝宝已经开始吃手指了，指甲长了会藏有污垢，宝宝吃手指时可能把细菌一起吃到嘴里。因此，宝宝的指甲长了，父母要及时帮宝宝把指甲剪去。

• 选用合适的指甲剪 •

给宝宝剪指甲的指甲剪应是钝头的、前部呈弧形的小剪刀或指甲刀。

• 剪指甲的操作方法 •

修剪时，父母一手的拇指和食指牢固地握住宝宝的手指，另一手持指甲剪从甲缘的一端沿着指甲的自然弯曲轻轻地转动指甲剪，将指甲剪下，切不可使指甲剪紧贴指甲深处，以免伤了宝宝的甲床或手指上的皮肤。

剪好后检查一下甲缘处有无方角或尖刺，若有应修整。如果指甲内有污垢，不可用锉刀尖或其他锐利的东西清理，应在剪完指甲后用水清洗干净，以防引起感染。

• 误伤后的处理 •

如果不慎误伤了宝宝的手指，父母不要惊慌失措，应尽快用消毒纱布或棉球压迫伤口直到流血停止，再在伤口处涂一些抗生素软膏。

小贴士

有些父母可能会在此时为了避免宝宝常无目的地抓摸，而给宝宝戴上一双手套。专家认为，戴手套可能对宝宝造成多种伤害，如影响智力发育等，因此不要盲目地给宝宝戴手套。并且要注意，经常检查宝宝的小手，看看是否有头发、线绳等缠绕在宝宝的手指上，要知道，如果这些东西缠绕在宝宝的手指上，会影响手指局部血液循环，如果发现不及时，有可能引起手指坏死或其他严重后果，所以一定要注意！

宝宝打嗝儿的处理

喂奶的时候无论怎样小心，宝宝还是会打嗝儿。这里给妈妈提供可以马上解决宝宝打嗝儿的方法。

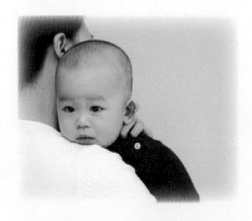

1.让宝宝伏在妈妈的肩上：尽量将宝宝的身体抱高一些，这样就容易让饱嗝儿很快地打出来。

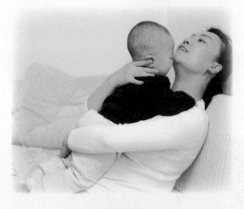

2.竖着抱可以停止打嗝儿：只要竖着抱15分钟以上，自然就会停止打嗝儿。抱着的时候也可以使用背带。

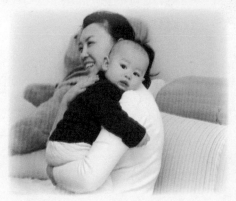

3.从下到上慢慢地揉搓后背：当宝宝的饱嗝儿怎么也打不出来的时候，妈妈可以从宝宝的背部从下到上慢慢地揉搓。

宝宝喜欢吃小手

宝宝出生后的第一年称为"口欲期",是人格发展的第一个基础阶段,他们强烈需要一种安全感,吸吮需求很强烈,在就寝时间更为明显。这时,吮指并不是一种习惯,而是因为宝宝的吮吸天性。必须指出的是:如果妈妈能够坚持母乳喂养,随着宝宝日渐长大,就不会落下吮指的毛病。

●宝宝开始吃手指●

宝宝认识这个世界,首先是通过嘴开始的,而手对于大脑还没有完全发育的宝宝来说,只是一个外在的东西,而不是自己身体的一部分。宝宝吸吮手指,做父母的应该为宝宝的进步感到高兴才对。从一开始吸吮整只手,到灵巧地吸吮某个手指,这说明宝宝大脑支配自己行动的能力有了很大的提高,从而能够提高大脑、手和眼的协调能力。

●宝宝吃手指的原因及应对方法●

❗表现为时间较长、神情专注、吸吮欲较强

如果宝宝长时间专注地吃手指头,妈妈一定要通过安抚的方法把宝宝的注意力从手指转移到玩具、画册等色彩鲜艳的东西上,使其能够更多地认知其他事物,这对于大脑的发育也有极其重要的作用。针对个别宝宝吸吮欲望特别强烈的现象,如果不能用怀抱、抚摩、玩具逗引等方法来满足需求的话,建议各位妈妈借用安抚奶嘴,一般能够避免宝宝吸吮手指。

❗为了减轻内心的焦虑和不安全感

婴儿时期的宝宝,如果出现一些突发事件,如摔到地上,很容易从此产生不安全感及情绪焦虑等现象,这时宝宝就容易不自觉地吃手指头。家长应把宝宝抱在怀里,用手轻轻抚摩宝宝的后背,并轻声细语地与其对话,这样会给宝宝带来亲切和愉快的感觉。

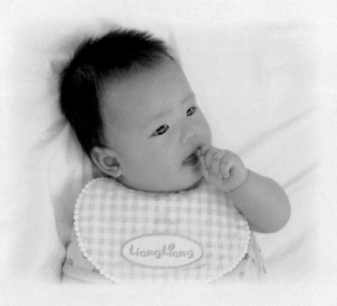

宝宝的身体会"发声"

3个月的宝宝虽然还不会说话，可是身体经常会发出很多声响，这究竟是怎么回事？是宝宝生病了吗？

●关节弹响声●

婴儿韧带较薄弱，关节窝浅。关节周围韧带松弛，骨质软，长骨端部有软骨板，主关节做屈伸活动时可出现弹响声。随着年龄增长，韧带变得结实了，肌肉也发达了，这种关节弹响声就消失了。

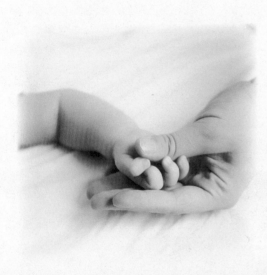

●胃叫声●

胃是空腔脏器，当内容物排空以后，胃部就开始收缩，这是一种比较剧烈地收缩，起自贲门，向幽门方向蠕动。

我们都知道，不论什么时候，胃中总存在一定量的液体和气体，液体一般是胃黏膜分泌出来的胃消化液，气体是在进食时随着食物吞咽下去的空气。胃中的这些液体和气体，在胃壁剧烈收缩的情况下，会被挤捏揉压，东跑西窜，发出咕咕的叫声，所以婴儿腹中出现叫声可能是饥饿的信号，但胃胀气、消化不良也可能出现这种声音。

●肠鸣声●

肠管在蠕动时，肠管内的气体和液体被挤压，肠间隙之间、腹腔液与气体之间揉擦都可出现咕噜声，称为肠鸣音，一般情况下需要用听诊器听诊方能听到。声响大时，裸耳即可听见，腹胀时或患肠炎、肠功能紊乱时可听到较明显、频繁的响声。

💡 出牙会引起宝宝哭闹

有些宝宝出牙的时候会哭闹，甚至会发热，其实宝宝出牙极为痛苦，爸爸妈妈要有些耐心，不要呵斥宝宝。

宝宝出生的时候颌骨中已经有骨化的乳牙芽孢，但是没有萌出。一般出生后4～6个月乳牙开始萌出，有的宝宝会到10个月，这都是正常的。12个月还没有出牙视为异常，最晚的宝宝两岁半的时候20颗乳牙才出齐。

一般两岁内计算乳牙的数目约为月龄减去4或6，但乳牙萌出的时间会有很大的个体差异。出牙为宝宝正常的生理现象，这个时候有的宝宝会有低热、烦躁等情况，这些都是正常的。

爸爸妈妈要注意不要和由其他疾病引起的发热、烦躁混淆了，宝宝出牙基本上会有一定的规律，一般是下颌早于上颌，由前往后的原则，最先萌出的一般是下牙的门齿。

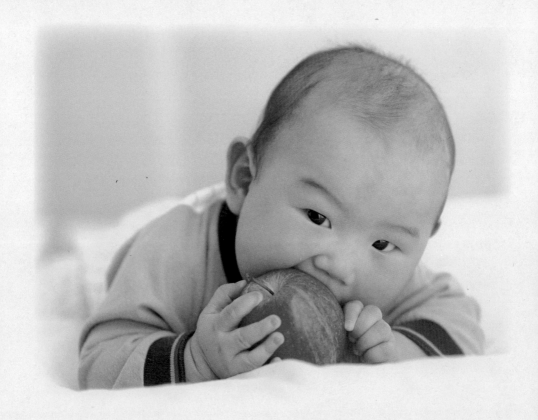

⚪ 观察宝宝指甲知健康

宝宝的指甲正常是粉红色的，很光滑，有韧性，半月甲颜色稍淡。如果宝宝的指甲出现异常，往往是疾病的外在表现。

●看指甲知健康●

指甲也叫甲板，前端是甲尖，后部在皮下的组织叫甲根或甲基。甲根下的组织叫甲母，覆盖甲板周围的皮肤叫甲廓，甲廓前边半月形的淡色区就是半月甲。

颜色异常：甲板上出现白色斑点，多见于正常宝宝，或者为一时性损伤。真菌感染多伴有黄甲和形态改变。如果半月甲呈红色，多属心脏病。贫血时呈淡红色。

形态异常：甲板出现横沟可能是得了麻疹、猩红热等急性热病，代谢性疾病也会出现这种情况。甲板出现竖沟多见于甲质受损及皮肤扁平苔藓。

甲板变薄、变脆，有纵向突出的棱，指甲容易撕裂、分层，这是一种营养不良的表现，也可见于扁平苔藓等皮肤病。

甲板出现凹窝可发生在银屑病、湿疹等患儿身上。

纵向破裂可见于甲状腺功能低下、脑垂体前叶功能异常等患儿。

●修剪指甲小窍门●

1. 宝宝躺卧床上，妈妈跪坐在宝宝一旁，再将胳膊支撑在大腿上，以求手部动作稳固。

2. 握住宝宝的小手，将宝宝的手指尽量分开，用儿童专用指甲刀靠着指甲剪。

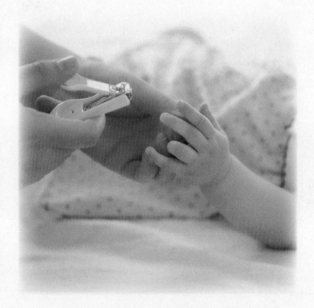

3. 要把指甲剪成圆弧状，不要尖。剪完后，妈妈用自己的拇指指腹，摸一摸宝宝的指甲有无不光滑的部分。

4. 剪指甲时一定要抓住宝宝的小手，避免宝宝因晃动手指被指甲刀弄伤。

🔅 宝宝拉绿屎是怎么回事

宝宝拉绿屎的原因有很多，着凉、消化不良、受惊吓等都容易导致宝宝拉绿屎，爸爸妈妈要细心观察，找出原因。

●宝宝粪便呈绿色的原因●

1. 宝宝在着凉、消化不良的情况下有可能会出现溢奶、粪便呈绿色的现象。

2. 宝宝在没吃饱的时候，因为饿而导致肠胃蠕动过快，便便就会变绿、变稀。

3. 为了宝宝的健康，须摄取足量的铁质。吃含有铁质配方奶的宝宝，若不能完全吸收配方奶中的铁质，则粪便呈黄绿色，粪便中的白色颗粒较大，且较容易有臭味。

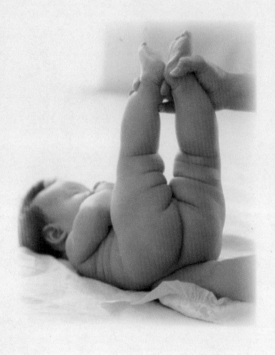

4. 有的宝宝在食物中初加菜泥时，粪便中常排出少量的绿色菜泥，父母很可能以为是消化不良，停止添加菜泥，实际上这种现象是健康宝宝更换食物时常有的事。

●观察宝宝的粪便性状●

如果宝宝大便的臭味明显，则表示蛋白质消化不良，这时应适当减少奶量或将奶冲稀。如果粪便中多泡沫，则表示糖类消化不良，就必须减少甚至停止喂食淀粉类的食物。如果粪便外观如奶油状，则显示脂肪消化不良，应减少对油脂类食物的摄入。

如果宝宝从平时每天仅有1～2次大便，突然增至5～6次大便，则应考虑是否患病。如果平时排便次数较多，但宝宝情况良好，体重不减轻，则不能认为有病。

什么样的便便才算正常

新生儿一般在出生后12小时开始排胎便，胎便呈黑绿色或黑色黏稠糊状，这是胎儿在母体子宫内吞入羊水中胎毛、胎脂、肠道分泌物而形成的粪便。3~4天胎便可排净，吃奶之后，粪便逐渐转成黄色。

•新生儿的排泄知识•

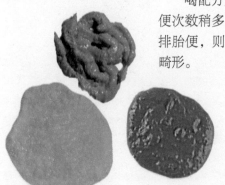

喝配方奶的宝宝每天排便1~2次，吃母乳的宝宝排便次数稍多些，每天4~5次。若宝宝出生后24小时尚未排胎便，则应立即请医生检查，看是否存在肛门等器官畸形。

配方奶喂养的宝宝粪便呈黄色或土灰色，且多为成形便，并常有便秘现象。而母乳喂养的宝宝粪便多呈金黄色的糊状，次数多少不一；有少数宝宝也会2~3天或4~5天才排便一次，但是粪便并不干结；排便时需要用力屏气，这也是母乳喂养的宝宝常有的现象。

•防止新生儿大便异常•

新生儿若出现黑便或柏油样便，则说明有消化道出血。原因是新生儿体内缺乏维生素K及其他凝血因子。如果新生儿消化道出血，可暂停喂奶，保持患儿安静，并立即送医院治疗。

新生儿排便异常的另一种情况是便秘。原因是肠肌松弛，肠肌弹力发育不佳及结肠的反应性不足，肠蠕动减少。

排便异常还可见到腹泻。原因是喂奶不当，如吃奶不定时、宝宝受惊或受热。

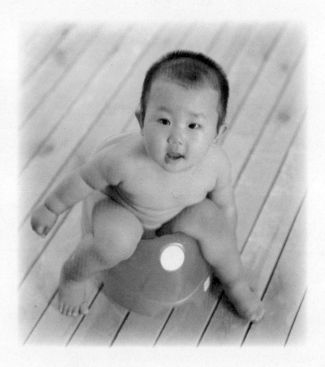

💡 宝宝汗多是否正常

不少父母会因为宝宝睡觉时多汗而去医院求诊。有些父母还会强调宝宝是因为体质虚弱，因而虚汗不断，要求医生给予治疗。医生则常常告诉父母，小儿睡觉出汗多，有相当一部分是属于生理性多汗，不需要特别治疗。

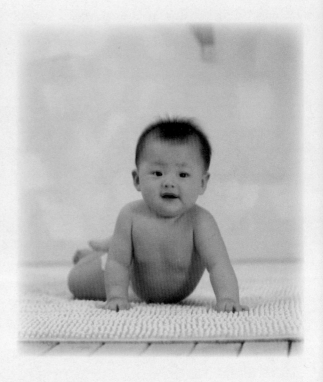

● 宝宝汗多的原因 ●

❗正常原因

宝宝多汗大多是正常的，医学上称为生理性多汗。如夏季气候炎热而致小儿多汗；婴幼儿刚入睡时，头颈部出汗，熟睡后汗就减少；宝宝游戏、跑跳后出汗多；冬天宝宝衣服穿得过多，晚上被子盖得太厚，加上室内空调温度过高，使得宝宝过热而出汗多。

❗非正常原因

宝宝由于某些疾病引起出汗过多，表现为安静时或晚上一入睡后就出很多汗，汗多可弄湿枕头、衣服，称之为病理性出汗。如婴幼儿活动性佝偻病、小儿活动性结核病、小儿低血糖、吃退热药过量及精神因素，如过度兴奋、恐惧等。有的宝宝有内分泌疾病，也会引起病理性出汗。

● 如何护理宝宝多汗 ●

如果发现宝宝出汗多，首先应该寻找多汗的原因。如果是生理性多汗的话，大人不必过分忧虑，只要除去外界导致宝宝多汗的因素就可以了。夏季炎热，需经常开窗，有条件者用电扇或开空调，要注意风不要直接对着宝宝吹，尤其在宝宝睡着后，皮肤毛孔开放，身上有汗，风直接吹容易受凉。

第十一节　预防宝宝常见病

为了更好地了解宝宝的身体健康状况，爸爸妈妈需要随时记录宝宝的身体状况，并了解宝宝的一些常见病。

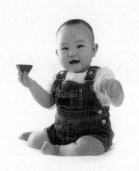

💡 给宝宝测量体温

宝宝不能很好地调节体温，因为他们的体温中枢尚未成熟，皮下脂肪少，体表面积相对较大而易于散热，体温会很容易随外界环境温度的变化而变化，所以针对宝宝，一定要定期测体温。每隔2~6小时测一次，做好记录，出生后常有过渡性体温下降，经8~12小时渐趋正常。

●体温表的使用方法●

在测量体温之前，应用拇指、食指捏紧体温表上端，将水银柱甩到35℃以下。读看体温表度数时，用手拿住体温表上端，水平方向（与眼的视线平行）缓缓转动体温表，即可清晰看出水银柱上升刻度（就是测得的体温度数）。体温表用毕，将表横浸于75%的酒精中消毒30分钟，取出后用冷开水冲洗，擦干后放回表套内保存备用。

●测量方法●

❶肛门内测量法

选用肛门表，先用液状石蜡或油脂（肥皂水也可）润滑体温表含水银一端，再慢慢将表的水银端插入宝宝肛门1.5厘米即可，父母用手捏住体温表的上端，3~5分钟后取出，用纱布或软手纸将表擦净，阅读度数。肛门体温的正常范围一般为36.8~37.8℃。

❶腋窝测量法

在测温前先用干毛巾将宝宝的腋窝擦干，再将体温表的水银端放于腋窝深处且不外露，父母应用手扶着体温表，让宝宝屈臂过胸，夹紧（婴幼儿需抱紧），测温7~10分钟后取出。洗澡后需隔30分钟才能测量，以保证其准确性。腋下体温正常范围为36~37℃。

💡 了解宝宝的排便规律

爸爸妈妈如果发现宝宝排便的次数减少了，不要担心，宝宝会随着年龄的增长，减少排便次数，只要吃饭喝水正常，一般没什么大问题。

•训练宝宝排泄的技巧•

1~3个月的宝宝，每天排便为3~4次，随着月龄的增长，排便次数逐渐减少，到3个月末每天排便1~2次。而排尿次数为20次左右，因为初生几个月的宝宝，膀胱肌肉层较薄，弹性组织发育不完善，膀胱容量小，储存功能差，神经系统对排尿的控制及调节功能差，肾脏对水的浓缩、稀释功能亦差。因此，宝宝的排尿次数比较多。当然，爸爸妈妈如果细心观察，可以发现宝宝排便的次数是与进食多少、进水多少都有关系的。尽早培养宝宝良好的排便习惯，不仅能使宝宝的胃肠活动具有规律性，有利于宝宝皮肤的清洁，减少爸爸妈妈换纸尿裤的麻烦，还可训练宝宝膀胱储存功能及括约肌收缩功能。

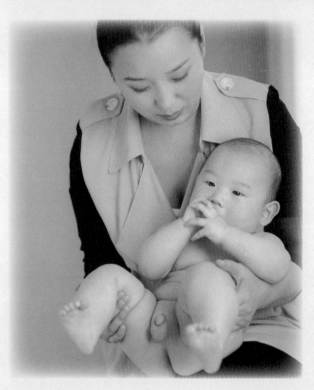

爸爸妈妈要注意观察宝宝的排便需求。多数宝宝在排便时会出现腹部鼓劲、脸发红、发愣等现象。当出现这些现象时，我们就试着帮助宝宝排便。并且对这个阶段的宝宝，应密切观察他的排泄情况，以摸清宝宝排泄的规律，在夜间也可以这样做，为以后养成良好的排泄习惯打下基础。

🌰 防治宝宝脐疝和腹股沟斜疝

脐疝和腹股沟斜疝都是宝宝容易产生的疾病，家长一定要注意观察宝宝，并选择恰当的时间就医。

●宝宝脐疝的治疗与护理●

婴幼儿脐疝属于一种先天性疾病。调查发现，小儿脐疝的发病率仅次于先天性腹股沟斜疝，约为2.6%，女婴多于男婴，早产儿及低体重儿的发病率相对较高，宝宝长期便秘和哭闹也会促使脐疝的发生。

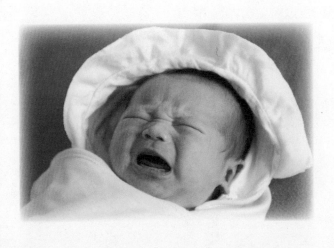

如果宝宝患有脐疝，应注意尽量避免腹压增加，如不要让宝宝无休止地大哭大闹，有慢性咳嗽的要及时治疗，调整好宝宝的饮食，使其不发生腹胀或便秘。随着宝宝的长大，腹壁肌肉的发育坚固，脐环闭锁，脐疝大多在1岁以内便可完全自愈，无须手术治疗。

●宝宝腹股沟斜疝的治疗与护理●

腹股沟斜疝即"气蛋"，由于宝宝的腹股沟管尚未发育完善而致。它与体位、腹压有很大关系，当宝宝哭闹，腹压增加或直立时，部分肠管通过此孔隙进入阴囊，这时，大人会发现男婴的阴囊明显增大，柔软呈囊性感，用手指轻压肿物可以使它还纳腹腔，还可以听到气过水声。当安静或平卧时，肿物会缩小，甚至消失。

有的腹股沟斜疝是可以随着宝宝的腹壁肌肉渐渐地发育坚固而自行恢复的。因为有的宝宝的腹股沟管到出生后6个月才闭锁，所以腹股沟斜疝在6个月以内还是有可能自愈的。如果在6个月以后，腹股沟斜疝仍然存在，或是有增大的趋势，应去小儿外科就诊，以便决定手术的最佳时机。

防治宝宝的耳部疾病

宝宝外耳道的皮肤非常娇嫩，皮下组织稀少，给宝宝掏耳朵时如果用力不当，容易引起外耳道损伤而继发感染，导致外耳发炎、溃烂，甚至形成外耳道疖肿。

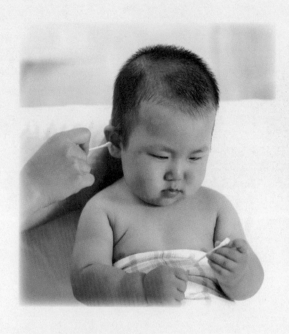

• 外耳道疖肿的预防和护理 •

人的外耳道有丰富的毛囊和腺体，外耳道皮肤一旦受到损伤就容易引起感染，感染后容易发生疖肿。外耳道疖肿是十分疼的，宝宝常会因为此病出现剧烈哭闹、不肯喝奶、睡眠不沉、易惊哭等症状。

为了预防宝宝发生外耳道疖肿，要保持宝宝外耳道的清洁，禁止用发卡、火柴棍等给宝宝掏耳屎；洗脸洗头时，可用消毒棉球塞入耳道口，防止水灌入耳内；如果有水进入宝宝耳内，可用消毒棉签轻轻地卷入耳内，蘸擦。

• 中耳炎的预防和护理 •

中耳炎最开始的症状是发热、耳痛或耳朵不舒服。4个月的宝宝还不会表达，可能表现为躁动不安或去拉扯受感染的耳朵，也有可能会出现恶心和呕吐。

中耳炎有一部分是由病毒引起的，因不容易和细菌性中耳炎区分，所以目前治疗时，如果是急性中耳炎必须使用抗生素治疗一个疗程。如果还不见效，就需要根据情况，由医生进行下一步的诊断和治疗。

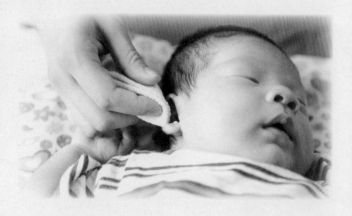

🔅 科学防治宝宝的皮肤病

宝宝的新陈代谢要比成人快，因此皮肤也很容易堆积污垢，这时候如果再加上发热、发疹，肯定很不舒服。常给宝宝洗澡，冲掉身上的汗渍、污垢，宝宝的心情会更愉快。

● 接触性皮炎的防治 ●

接触性皮炎是由外界物质接触皮肤引起的皮肤急性炎症。表现为宝宝的皮肤瘙痒，局部出现红色的斑丘疹或者患处明显肿胀，严重的可能发生水疱。如果皮肤的界限清楚，就很可能是接触性皮炎。

接触性皮炎的发病机制有两种：第一种是原发性刺激，即接触物本身的刺激引起皮肤炎症；第二种是过敏性反应，也就是少数人对某些物质过敏所引起的皮肤炎症。

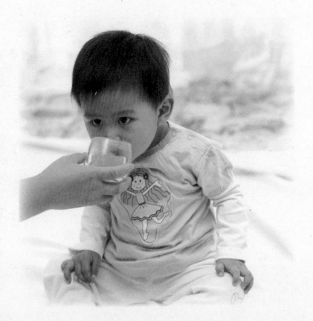

对于接触性皮炎的治疗主要是寻找病因，如已明确致敏原，就应该避免再次接触。对于皮炎的局部治疗，可以到医院开一些对症治疗的外用药。如果病情较重，医生还会给宝宝开一些内服药。应该注意的是，对已经发生的皮炎要避免搔抓、洗烫，不要用肥皂水等有刺激性的液体涂抹局部，已经发生糜烂的皮炎要防止感染。

● 摩擦红斑的防治 ●

摩擦红斑主要由皮肤皱褶处的湿热刺激和互相摩擦所致，多见于肥胖的宝宝。好发于颈部、腋窝、腹股沟、关节屈侧、股与阴囊的皱褶处。起初时，局部为一潮红充血性红斑，其范围多与互相摩擦的皮肤皱褶的面积相吻合。表面湿软，边缘比较明显，较四周皮肤肿胀。若再发展，表皮容易糜烂，出现浆液性或化脓性渗出物，也可形成浅表溃疡。因此，家长应保持宝宝皮肤皱褶清洁、干燥，出汗时尤其要注意。

🔆 预防宝宝晒伤

多带宝宝进行户外活动，但是要提防宝宝被晒伤，尤其是去海边，一定要给宝宝擦婴幼儿专用的防晒霜，否则宝宝的皮肤娇嫩，会被紫外线灼伤，甚至会使宝宝变成过敏性皮肤。

• 如何预防宝宝晒伤 •

不要让宝宝在强光下直晒，在树荫下或阴凉处活动，同样可使身体吸收到紫外线，而且还不会损害皮肤。每次接受阳光照射一小时左右为宜。

外出时要给宝宝戴宽檐、浅色遮阳帽及遮阳眼镜，撑上遮阳伞，穿上透气性良好的长袖薄衫和长裤。

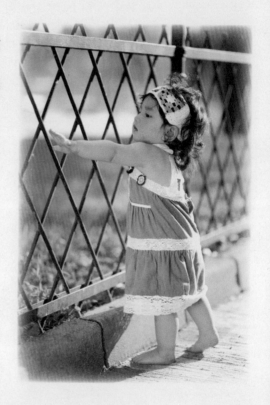

选择婴幼儿专用防晒品，在外出前30分钟把防晒品涂抹在曝晒的皮肤部位，每隔两小时左右补擦一次。

防晒用品要在干爽的皮肤上使用，如果在湿润或出汗的皮肤上使用，很快便会脱落或失效。

尽量避免在上午10时至下午3时外出，因为这段时间的紫外线最强，对皮肤的伤害也最大。

• 晒伤的居家护理 •

将医用棉蘸冷水在宝宝晒伤脱皮部位敷10分钟，这样做能修复皮肤，迅速补充表皮流失的水分。

用冷水冰一下晒伤处，以减轻灼热感，或是将晒伤处浸泡于清水中，起到让皮肤镇静、舒缓的作用。

让宝宝处于通风的房间里，或洗一个温水澡，这些方法都能让宝宝感觉舒服。洗澡时，不要使用碱性肥皂，以免刺激伤处。

如果宝宝出现明显发热、恶心、头晕等全身症状应及时就诊，在医生的指导下，口服抗组胺药物或镇静剂，重症者则需给予补液和其他处理。

宝宝手足口病的相关知识

手足口病是传染性疾病，判断宝宝是否患手足口病，首先要了解宝宝的周边是否有人患该病。另外一定有手、足及口腔单独或一起出现红色疱疹，如果仅仅发热是不能确诊的。

•症状•

先表现为咳嗽、流鼻涕、烦躁、哭闹，多数不发热或有低热。发病1~3天后，当红疹转为水疱后会传染给别人。口中水疱破裂则会使宝宝因剧痛而不肯进食。宝宝会经常流口水，并有发热及不安等症状。

•护理•

为防止脱水现象，应多喂宝宝温水、果汁等饮品。如果患儿持续发热、呕吐、烦躁不安，应去医院请医生密切观察、治疗。

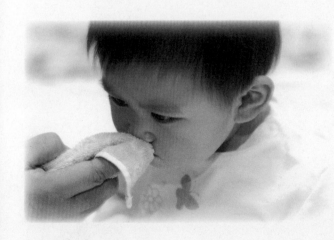

•预防•

本病的预防很重要，在流行季节要少带宝宝到公共场所游玩。教育宝宝养成讲卫生的良好习惯，做到饭前、便后洗手，对餐具、生活用品、玩具等应定期消毒。本病无免疫性，患过本病后如不注意预防，还会再次患病。

•中药治疗手足口病•

中药治疗本病疗效颇佳，既能缓解、消除症状，又可缩短病程。

在发病的早期和中期，一般多采用清热解毒、化湿凉血的疗法，常用的药物有金银花、连翘、黄芩、栀子、薏苡仁、牛蒡子、蝉衣、紫草、芦根、竹叶、生石膏、黄连、灯芯草、六一散等。

在发病的后期，若见手足心热、食少、烦躁不安等症，可以再加入生地、麦冬、白薇、玉竹等养阴清热之品。

第十二节 宝宝生病了怎么办

宝宝生病了，爸爸妈妈可不要慌，要学会判断病症的严重程度，懂得基本的护理方法，必要时去医院寻求医生帮助。同时，要了解引起宝宝生病的原因，从而在平时生活中加以预防。

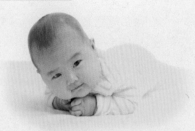

辨别宝宝病理性的哭闹

病理性哭闹就是指由口腔溃疡、肠套叠、鼻塞、头痛等疾病引起的哭闹。当宝宝由于疾病原因而哭闹的同时，还有一些明显的体征。

• 宝宝常见的六种病理性哭闹 •

中耳炎和外耳道疖肿时的哭闹

哭声往往突然而起，且久久不止，伴有摇头。旁人若触碰宝宝的耳朵时，哭闹会更厉害。

皮下坏疽时的哭闹

哭声持续并阵发性加重，抱起时宝宝哭闹得更厉害。坏疽多发生在背下部和臀部，局部皮肤的表面容易被忽略，多为金黄色葡萄球菌和绿脓杆菌感染。

化脓性脑膜炎时的哭闹

哭声尖锐刺耳，同时有发热、厌奶、呕吐、烦躁不安、惊厥、嗜睡等情况发生。

肠套叠和坏死性肠炎时的哭闹

呈阵发性突然号叫，并且烦躁不安，手足乱动。这种情况一般发生在4~10个月的肥胖宝宝身上，在哭的同时还伴有频繁的呕吐、发热、腹胀，甚至便血和呕血。

肠痉挛时的哭闹

呈不规则的、一阵阵的哭叫，每次持续数分钟至数十分钟。在哭闹的同时宝宝会伸手蹬脚、翻滚不停、出汗不止、面色苍白，不让旁人摸他的腹部。但疼痛停止后，宝宝会停止啼哭。

佝偻病和手足搐搦症时的哭闹

啼哭多在夜间发生，且宝宝睡眠不好，容易受惊甚至出现抽搐。

宝宝发热了不要慌

发热是机体对抗侵入的细菌和病毒的正常反应，有利于消除病原体，恢复健康。所以，发热对健康也有有利的一面。细心的妈妈会发现，宝宝经过一场发热后，好像长大了，思维能力、语言能力均明显提高了。

·发热并非都是严重疾病·

宝宝之所以容易发热，主要是因为他们的体温调节中枢系统发育还不成熟，再加上身体的免疫力比较差，受到感染的概率比较高，所以常会有发热的情形出现。造成宝宝发热的原因非常多，并非总是严重得不得了。

·体温不同，处理方法也不同·

❶ 体温37.5~38℃时

发热本身有帮助杀菌及提升免疫力的作用，所以体温不太高的发热是不必急着退热的。盲目退热易导致虚脱，使循环系统出现问题。

❶ 体温38~38.5℃时

将宝宝的衣物解开，用温水（37℃左右）浸泡过的毛巾搓揉全身或泡澡，如此可使宝宝皮肤的血管扩张，将体热散出。多给宝宝喝水，有助发汗，可使体温下降及补充体内流失的水分。

❶ 体温在38.5℃以上时

一般当宝宝体温在38.5℃以上时才开始考虑使用退热药，而且两次服药中间一定要隔4~6小时。常用退热药包含水剂、锭剂、栓剂和针剂，不同的退热药最好不要随意并用。

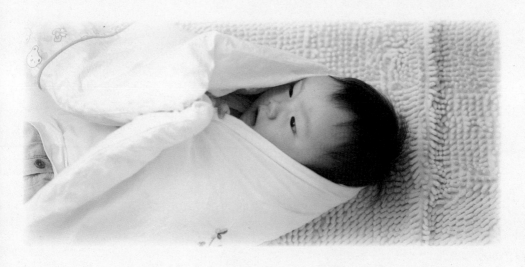

💡 宝宝咳嗽怎么处理

咳嗽是宝宝为了排出呼吸道分泌物或异物而做出的一种机体防御反射。但是如果咳得过于剧烈，影响了宝宝的饮食和休息，就应引起父母的特别关注，带宝宝去医院诊治，及时解除病症，减轻宝宝的病痛。

●咳嗽的种类●

❗普通感冒咳嗽

如果宝宝的咳嗽不分白天和黑夜，伴随着气喘、无痰、嗜睡、流鼻涕、有发热但体温不超过38℃、精神差，缺乏食欲，多半为由普通感冒引起的咳嗽，一般不需要特殊治疗。感冒痊愈后3～4日，咳嗽自然也会消失。

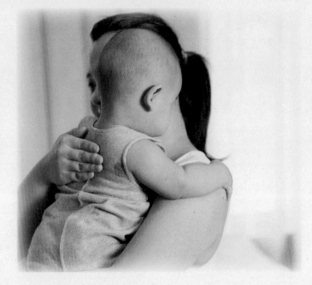

❗持续高热的咳嗽

如果宝宝咳嗽、气喘、呕吐、腹胀、腹泻或持续高热1～2周，缺乏食欲、睡眠不安，甚至出现呼吸衰竭、心力衰竭，则很可能是肺炎；如果宝宝咳嗽、喘息、发热，有喘鸣，很可能是支气管炎或气管炎，应及时就医。

●护理要点●

❗竖起来抱宝宝并轻轻拍背

宝宝咳嗽不止时，可以竖着把他抱起来，轻轻地抚摩或拍宝宝的后背，这样能让宝宝感觉到舒服和安心。

❗避免室内干燥

室内过于干燥很容易使咳嗽加剧，因此在室内湿度比较低的时候，我们可以使用加湿器或者采取在室内晾衣服的办法来调节湿度，给宝宝创造一个舒适的空间。

❶ 宝宝起痱子怎么办

不要给宝宝穿太多衣服，宝宝的体温比成人的体温高。一旦给宝宝穿得过多或者盖太厚的被子，宝宝就会起痱子。

• 预防宝宝长痱子 •

1. 保持通风凉爽，避免过热，遇到气温过高的日子，可适当使用空调降温。
2. 宝宝如果玩得大汗淋漓，应及时给宝宝擦干汗水，保持皮肤清洁干燥。
3. 宝宝睡觉宜穿轻薄透气的睡衣，但也不要脱得光光的，以免皮肤直接受到刺激。
4. 外出时，要使用遮阳帽、婴幼儿专用防晒霜。
5. 在洗澡水中加入花露水等预防痱子。

• 长痱子后的居家护理 •

每天用温水给宝宝洗澡，以保持皮肤清洁，水温不宜过高。痱子已经形成后，就不要再给宝宝使用痱子粉了，否则会阻塞毛孔，加重病症。注意为宝宝选择婴幼儿专用的洗护用品，不要使用成人用品。宝宝身体一旦出现大面积痱毒或脓痱，应及时到医院治疗。可以让宝宝吃一些清凉解暑的食物。

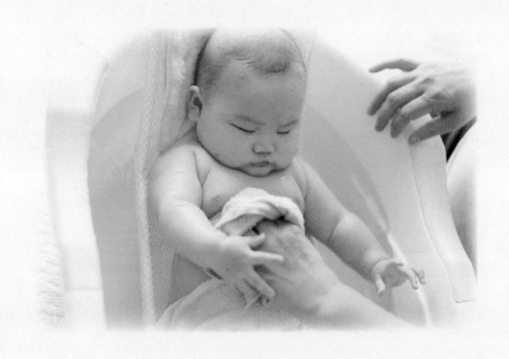

💡 宝宝出现黄疸了

父母可以在自然光线下，观察新生儿皮肤黄染的程度，如果仅仅是面部黄染，为轻度黄疸；躯干部皮肤黄染，为中度黄疸；如果四肢和手足心也出现黄染，为重度黄疸。

●生理性黄疸●

大部分新生儿在出生后会出现黄疸，一般2～3天会出现皮肤黏膜、眼白发黄，4～5天最重，可能会涉及躯干和四肢近端，7～10天逐渐消退。除此以外，如果新生儿没有其他异常，精神好、吃奶香、粪便正常，就是生理性黄疸。据统计，有70%～80%的新生儿都会出现此现象。黄疸持续时间可达2～3周，它对新生儿的生长和发育无任何不良影响，不必特殊治疗。

❗处理方法

新生儿黄疸是一种正常的生理现象，大部分都会自然痊愈。如果是母乳性黄疸，其他情况正常，则无须断奶治疗。但是如果新生儿在出生后24小时内出现黄疸症状，并且血液检查的总胆红素值偏高，眼白部的黄色逐渐严重，很可能是溶血性疾病或者血液类型不匹配，需要立即就医。

●病理性黄疸●

病理性的黄疸有以下表现：黄疸出现在出生后24小时内，程度重，发展快，不仅面黄、眼白黄，可能手心、足心都出现黄疸，并伴有精神差、嗜睡、不吃奶，甚至高热、惊厥、尖叫等。这种病理性的黄疸称为核黄疸，又称胆红素脑病。一旦发生核黄疸，病死率极高，即使存活也会留有后遗症，如智力落后、手足抽搐、视听障碍等。

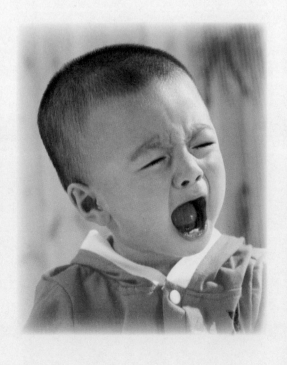

❗处理方法

针对此病，以预防为主，对黄疸出现早的、胆红素高的宝宝应积极治疗，疑有溶血性疾病者做好换血准备，防止核黄疸的发生。

💡 鹅口疮的防治与护理

鹅口疮是一种常见的儿童口腔疾病，发病时会在口腔里产生白色的假膜，有时这种假膜白得像雪花一样。这种疾病是由白色念珠球菌所引起的，多发生于口腔不清洁或营养不良的宝宝，该病菌在健康儿童的口腔里也存在，但并不致病。

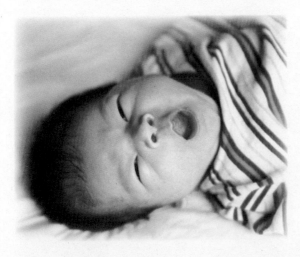

•鹅口疮的防治方法•

1. 妈妈讲究卫生，喂奶前要清洗乳头，必要时哺乳前后用2%的苏打水涂抹乳头。

2. 宝宝的餐具、奶瓶使用前后必须清洁，并定期煮沸消毒或用热开水浸泡。

3. 做好宝宝的口腔卫生工作，经常用温盐水清洗口腔，使真菌不易生长和繁殖。

4. 发病后，可先用消毒棉签蘸2%苏打水清洗患处，再涂2%甲紫溶液，每日3~5次。轻症者2~3次即愈。同时给患儿口服维生素C和B族维生素。

5. 病情严重者可遵医嘱，外涂制霉菌素液。

•哪些情况可引起鹅口疮•

1. 奶瓶、奶嘴消毒不彻底，或在母乳喂养时，妈妈的乳头不清洁，都可能是感染的原因。

2. 接触感染念珠球菌的食物、衣物或玩具。宝宝在6~7个月时开始长牙，此时，牙床会有不适，宝宝爱咬手指、玩具，这样就更容易引起感染。

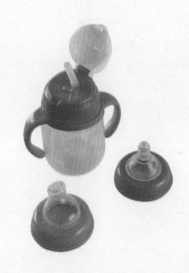

❓宝宝起湿疹怎么办

皮肤表面分泌的皮脂有保护皮肤的作用，刚出生的宝宝受到从母体继承的性激素的影响，皮脂分泌过剩，很容易形成湿疹。过了2～3个月随着皮脂分泌渐渐减少，又比较容易形成由干燥引起的湿疹，因此很多宝宝都患过幼儿湿疹。

●衣物的选择●

湿疹患儿宜穿纯棉的衣服，如尼龙等质地就不宜穿着。洗衣粉要使用非生物性的，洗衣粉包装上会有说明。

●滋润肌肤●

涂不刺激的润肤膏于患处，给患处保湿，便会减少不适，宝宝自然不会抓得那么厉害，从而避免患处恶化。而润肤膏配合药物，就会帮助治疗。

●杀菌●

细菌会在不正常的皮肤上滋生，尤其是金葡萄球菌，如果湿疹严重，可能需要同时清除这些细菌才能治愈。要消减这些细菌，可用湿疹皮肤专用沐浴露给宝宝洗澡。

小贴士

润肤膏也有几种类别，通常愈油腻愈好，不过，如果满身都是湿疹，涂得全身油腻腻，会使宝宝不舒服，最好在较严重的范围涂抹较油腻的软膏，在其他地方涂清爽一点儿的乳剂。

●注意起湿疹的原因●

湿疹是一种变态反应性皮肤病，引起该病的常见内因有家族性、遗传性过敏体质，内外的刺激，如异物蛋白饮食、外界的刺激、感染等。不同类型的湿疹，引起的原因不同，如干性湿疹常由洗浴过度引起；普通湿疹与各方面刺激有关。

宝宝腹泻护理

腹泻会造成体内的大量水分同粪便一起排出，这时一定要及时给宝宝补充水分。另外还要勤给宝宝换纸尿裤，防止纸尿裤疹的发生。经常给宝宝冲洗臀部，保持臀部的清洁。

•由非感染性因素造成的腹泻•

饮食喂养不当或天气变化均可引起腹泻。由饮食方面引起的腹泻包括进食过多或过少；食物成分改变，加糖过多（糖分摄入过少易引起便秘）；添加辅食过快，引起不适；天气炎热时给宝宝断奶等。宝宝可能会因受凉导致肠道功能紊乱；气候炎热可导致宝宝胃酸和消化酶分泌减少，从而消化不良引起腹泻。

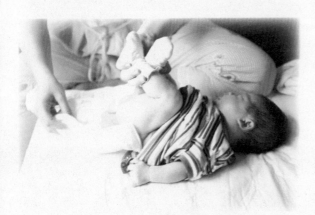

•由感染性因素造成的腹泻•

宝宝进食的奶具或食物不洁，使细菌进入体内造成腹泻；长期服用广谱抗生素，致使肠道菌群失调引起腹泻；宝宝患急性上呼吸道感染、肺炎、中耳炎、泌尿系统感染、咽炎等病时，由于发热及病原体毒素的影响，均可造成腹泻。

•给腹泻宝宝喂奶的方法•

若母乳喂养的宝宝发生腹泻时，不要轻易断奶。这时可缩短每次喂奶的时间，让宝宝吃前一半的乳汁。必要时妈妈可在喂奶前1个小时，先饮一杯淡盐开水，稀释乳汁。

小贴士

腹泻可以导致身体内的水分不断地流失，很容易引起脱水症状的发生，这时候一定要给宝宝及时补充水分，可以给宝宝喝些白开水。

宝宝盗汗怎么办

宝宝在睡觉时出汗或稍一活动就出汗是十分普遍的现象。宝宝新陈代谢旺盛，且活泼好动，因此出汗比成人多。

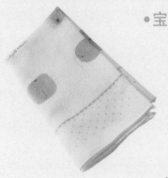

•宝宝盗汗的原因•

宝宝新陈代谢旺盛，加上活泼好动，有的即使晚上上床后也不能乖乖入睡，所以入睡后头部也会出汗。

1. 生理性出汗：是指宝宝发育良好，身体健康，无任何疾病引起的睡眠中出汗。

2. 病理性出汗：是在宝宝安静状态下出现的，如佝偻病导致出汗，表现为入睡后的前半夜，宝宝头部明显出汗。由于枕部受汗液刺激，宝宝经常在睡觉时摇头，与枕头摩擦，结果造成枕部头发稀疏、脱落，形成典型的枕部环状脱发，医学上称之为枕秃。

•宝宝盗汗的处理方法•

宝宝盗汗应该仔细辨别原因，必要时带宝宝去医院检查微量元素，发现异常应及时治疗。如果怀疑宝宝盗汗是因为感染了结核，应做肺部X线检查或做结核菌素试验以便及时诊断、及时治疗。如怀疑宝宝盗汗是因为有心脏病等病症，父母可以带宝宝到医院检查，听听心跳声有无异常，摸摸肚子有无肿块，确认上呼吸道是否通畅或有无过敏体质等，以除却心中的疑虑。

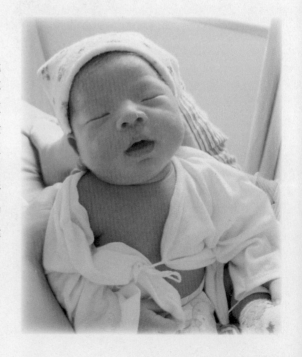

宝宝得了肺炎怎么办

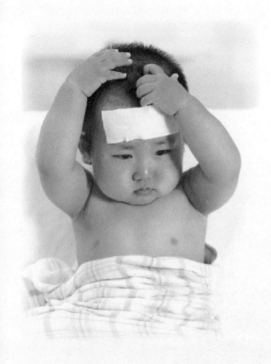

感冒之后，病毒、细菌、微生物等侵入肺部导致肺炎。对于抵抗力较弱的宝宝很容易引发重症。

•病症•

一般来说，肺炎症状较重，宝宝常有精神萎靡、食欲缺乏、烦躁不安、呼吸增快或较浅等表现。重症的肺炎患儿还可能出现呼吸困难、鼻翼扇动、三凹征（指胸骨上窝、肋间以及肋骨弓下部随吸气向下凹陷）、口唇及指甲发绀等症状。如发现宝宝出现上述症状，要及时带宝宝去医院就诊。

•处理方法•

对患肺炎的宝宝需要认真护理，良好的护理对宝宝的康复有着重要的作用。尤其是对患病毒性肺炎的宝宝，由于目前尚无特效药物治疗，更需注意护理。宝宝患了肺炎，需要安静的环境以保证休息，避免在宝宝的居室内高声说话；要定期开窗通风，以保证空气新鲜；不能在宝宝的居室抽烟，要让宝宝侧卧，以利于气体交换。宝宝的饮食应以易消化的米粥、牛奶、菜水、鸡蛋羹等为主，要让宝宝多喝水，因为肺炎常伴有发热、呼吸增快，丢失水分比正常时要多。

小贴士

肺炎的病症和普通感冒或支气管炎等很相似，常常很难区别，父母应多加注意。

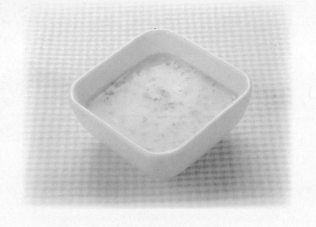

💡宝宝患支气管炎怎么办

婴幼儿支气管炎是指继发于呼吸道感染，或是一些急性呼吸道传染病后的一种临床症状。病因是各种细菌或病毒，或为合并感染。发病可缓可急，大多先有上呼吸道感染症状，咳嗽为主要表现，开始为干咳，以后有痰，如为细菌感染，可吐黄痰。

•护理措施•

⚠休息与保暖

患儿应减少活动，增加休息时间。卧床时头胸部稍垫高，使呼吸通畅。保持室内空气新鲜，保持适宜的温湿度，避免对流风。

⚠保证充足的水分及营养供给

鼓励患儿多饮水，必要时由静脉补充。给予易消化、营养丰富的饮食，发热期间进食以流质或半流质为宜。

⚠保持口腔清洁

由于患儿发热、咳嗽，痰多且黏稠，咳嗽剧烈时可引起呕吐，故要保持口腔卫生，以增加舒适感，增进食欲，促进毒素的排泄。可在进食后喂适量温开水，以清洁口腔。

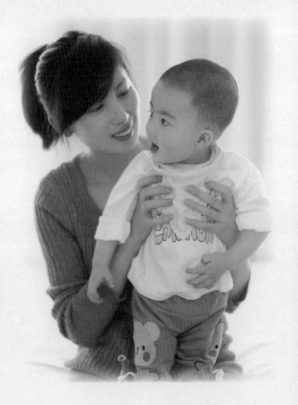

指导并鼓励患儿有效咳嗽；若痰液黏稠可适当提高室内湿度，室内湿度宜维持在60％，以湿化空气，稀释分泌物，也可采用超声雾化吸入或蒸气吸入。对于咳嗽无力的患儿，宜经常更换体位，拍背，使呼吸道分泌物易于排出，促进炎症消散。如果分泌物多，影响呼吸时，要用吸引器，及时清除痰液，保持呼吸道通畅。

宝宝出幼儿急疹的护理

幼儿急疹一般多发于6~18个月，宝宝第一次发热，高热且反复发热，精神状态较日常感冒发热的宝宝好一些，个别的宝宝还有溏便。总之，如果宝宝是第一次发热就不能大意，一定要时刻给宝宝检测体温，38.5℃以上就要给宝宝吃退热药，38.5℃以下可以先给宝宝物理降温，可用温水为宝宝擦身。

•幼儿急疹的症状•

幼儿急疹常常是突然发病，体温迅速升高，常在39~40℃。高热早期重症患儿可能伴有惊厥，有的出现轻微流涕、咳嗽、眼睑水肿、眼结膜炎。发热3~5天后体温骤降，退热后宝宝全身可出现大小不等的淡红色斑疹或斑丘疹，在医学上称"退热疹出"，是幼儿急疹的特有表现。

•幼儿急疹的护理方法•

1. 宝宝要多休息，不剧烈玩耍，暂停体育锻炼，避免接触凉水。

2. 适当补充维生素C和B族维生素。

3. 宝宝休息的地方要安静，注意空气流通并保持新鲜。

4. 注意宝宝的皮肤要保持清洁卫生，用清水给宝宝清洁，别弄破疹子，也要经常给宝宝擦去身上的汗渍，既防止着凉又防止出疹的宝宝感染。母乳喂养的妈妈别吃海鲜。

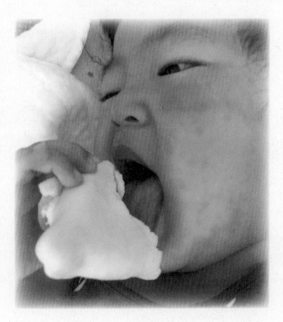

◎ 急性上呼吸道感染的护理

急性上呼吸道感染是宝宝最常见的疾病之一，是指鼻、咽、喉部的感染。若不及时治疗，炎症易涉及其他器官，引起并发症。

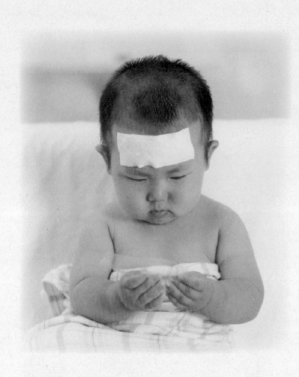

•上呼吸道感染的临床表现•

症状较轻的仅有鼻塞、流涕、打喷嚏、咳嗽、头痛、乏力等症状，可在3～4天内自然痊愈。如病变涉及鼻咽部，常伴发热、咽痛与声音嘶哑、扁桃体及咽喉壁淋巴组织充血增生，有时颈淋巴结可稍肿大。症状比较严重的宝宝，大多发热、烦躁不安，因鼻塞和鼻咽部有分泌物，宝宝常张口呼吸，甚至影响吃奶。可伴有食欲减退、精神不振，除咳嗽流涕外尚有呕吐、腹痛、腹泻，有的体温可高达39～40℃，持续1～2天乃至10余天不等。少数宝宝发病时可发生高热惊厥，退热后就不再有抽筋发作，且一般情况良好，没有神志异常及后遗症。

•上呼吸道感染的护理方法•

在护理宝宝的过程中，多注意观察他的精神、面色、呼吸次数、体温的变化，如果宝宝有高热惊厥史，体温在38℃以上，就要服用退热药。退热可采取物理降温的方法，比如用冷毛巾冷敷颈部两侧、大腿根部、双腋窝部，或洗温水澡（千万别着凉）、头枕凉水袋等。

当鼻腔内分泌物很多，造成呼吸不畅时，大人可以用棉签蘸凉开水，慢慢湿润宝宝鼻腔后将其轻轻掏出来。

要使宝宝休息好，环境应该安静舒适，注意保持室内的通风和空气清新。

🔊 流行性感冒怎样护理

过了6个月以后，宝宝出去玩的时间越来越长了，抵抗力却在下降，很容易受病毒侵袭。宝宝感冒发热都是常见的现象，爸爸妈妈不要过度担心，一起来学习一下宝宝患流行性感冒怎样护理吧。

•发病原因•

发病原因是感染了流行性感冒病毒。该病毒感染力强，每年入冬至次年春天为多发季节。

•症状表现•

突然高热接近40℃，症状表现为发热同时伴有咳嗽并且有痰，流鼻涕、打喷嚏、全身乏力、肌肉酸痛、关节痛。宝宝如果感染此病，精神会萎靡不振，除此还有腹泻、呕吐等症状。如果没有并发症，4~5日就会退热，2周左右体力可以恢复。

感冒容易引起支气管炎、中耳炎等并发症，不会吐痰的宝宝可能因为痰阻塞造成呼吸困难。另外，还可能引起急性脑炎、流行性脑炎、肺炎等严重的并发症。

•治疗护理•

高热会导致没有食欲，同时伴有大量出汗，要注意水分的补充，并且勤给宝宝更换衣服、被褥。发热容易引起热性痉挛及其他并发症，大人应在旁看护。如果发现咳嗽、有痰等现象加重应及时送往医院。

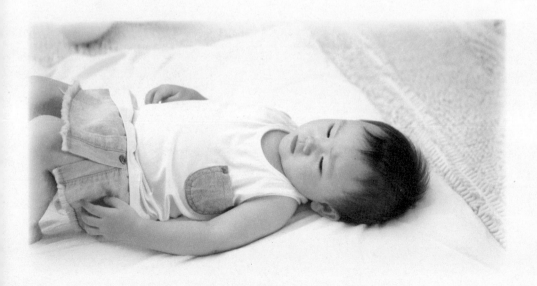

💡宝宝肥胖怎么办

现在生活条件好了，妈妈怀孕的时候就很少有缺营养的，所以宝宝生下来都比较大，后期再不注意给宝宝控制饮食，认为宝宝吃得越多越健康，结果只能造成宝宝肥胖，甚至危害健康。

如果宝宝体重比同年龄、同性别、同身高小朋友的正常数值超过20%，就属于肥胖了。导致宝宝肥胖的原因主要是爸爸妈妈片面追求营养，导致营养过剩。宝宝进食量过多，尤其是零食过多，主食超量，再加上运动量少，饮食中所含热量长期超过身体的正常需要，多余的热量就会以脂肪的形式储存起来，脂肪堆积过多，体重就会增加。所以，这种情况也被称为单纯性肥胖症或营养性肥胖症。

如果为单纯性肥胖，护理的出发点基本上为饮食和运动，即控制饮食、增加运动量。每天尽可能让宝宝运动，运动的量和时间没有固定的数值，每个宝宝的性格体质都有所不同，以宝宝不累为适宜。

饮食方面不要像填鸭式那样不停地让宝宝吃，9个月的宝宝可以吃一些米粥、果泥等副食品，但喂养要适量，不宜过多。

具体到每一位宝宝，饮食的量会有所不同。爸爸妈妈应该多观察，若感觉宝宝已经吃饱了，就没必要再喂宝宝了。

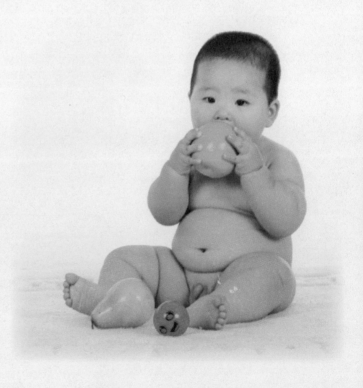

宝宝撞到头了怎么办

宝宝的脑袋又大又沉，摔跟头时经常会摔到头。只要没什么异常表现就基本不必担心，极为偶然的情况，会导致脑损伤。摔得很严重时要注意观察过后的情况。

●需要观察的状况●

大声哭，但会立刻停止，情绪无异常。磕出包或青一块紫一块，但脸色还不错，情绪也很好。

●注意观察过后的情况●

摔得很厉害的话，当天不要洗澡，避免外出及户外玩耍。睡下后，还要时常查看脸色等状况如何。若当时没什么，但过后常常发呆，脸色渐渐不好，全身无力，还经常呕吐，出现上述症状时请马上送医院（神经外科）。

立即叫救护车的情况	
头部凹陷	当宝宝被撞到头部并出现凹陷时，立即叫救护车
流血不止	当宝宝头部的伤口止不住血时，立即叫救护车。等待的过程中，为了防止失血过多，可以用厚厚的纱布用力压住宝宝的头部
叫宝宝名字却没有反应	如果叫宝宝名字没有反应，立即叫救护车。如果宝宝昏过去了，可以试着在他的耳边叫他的名字，轻轻拍打他的肩膀，如果他没有任何反应，要把他的脸侧转，防止呕吐食物堵住气管
呕吐不止	当宝宝撞到头部后出现反复呕吐的情况，立即叫救护车。在等待救护车的过程中，可以将宝宝的脸侧转，这样可以防止呕吐出来的东西堵住气管
痉挛	当宝宝出现痉挛的情况时，立即叫救护车

宝宝意外受伤的处理

宝宝意外受伤常常伴有出血的状况，所以首先要稳定宝宝的情绪，避免因为惊慌给宝宝带来心理上的伤害。

●宝宝触电的应急处理●

发现宝宝触电后，首先要立即切断电源。注意拨开电线时一定要用干燥的木棒、竹竿、塑料棒等不导电的东西，之后迅速将宝宝移至通风处。对呼吸、心跳均已停止者，立即在现场进行人工呼吸和胸外心脏按压。抢救时要有耐心，实施人工呼吸和胸外按压法时不得中途停止，即使在救护车上也要进行，一直持续到医护人员开始抢救，由他们接替采取进一步的急救措施。

●宝宝被割伤的应急处理●

遇到切割伤，要仔细观察伤口的数量、部位、形状和大小，对于较小的表浅切割伤，一般可在家中自行处理。先清洁消毒伤口，如为玻璃割伤，要先清除所有碎片，然后将伤口周围清洗干净，再挤出污血，并用消毒液将伤口周围消毒。消毒次序为先用碘酒消毒创面，再用75％酒精脱碘，注意消毒时应从伤口向外清洗。对于小于1厘米的非关节部位的伤口，一般无须缝合，直接用创可贴或无菌纱布包扎即可。对于较深、较大的切割伤口，或发生在四肢关节、颜面部的伤口，应立即送医院治疗。

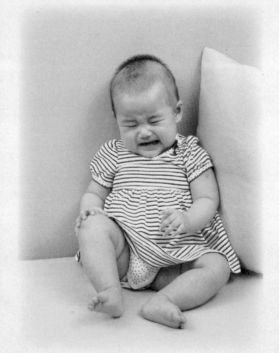

第十三节　训练宝宝的视觉

在第二个月宝宝偶尔醒来的间隙，爸爸妈妈可以开始训练宝宝的视觉了，通过悬挂一些色彩鲜艳的玩具和彩色的图画等，引导宝宝认识各种颜色。

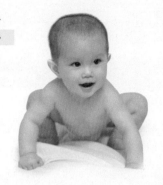

💡 宝宝的视觉发展训练

宝宝大部分的时间在睡觉，每2～3小时会醒来一会儿。因为宝宝的视焦距调节能力差，最佳距离是19厘米，所以当宝宝睁开眼时，父母可以让宝宝在距离19厘米左右的地方看自己的脸，还可以在19厘米处放一红色圆形玩具，吸引宝宝的注意力，然后上、下、左、右移动玩具，宝宝会慢慢移动头和眼睛追随玩具。

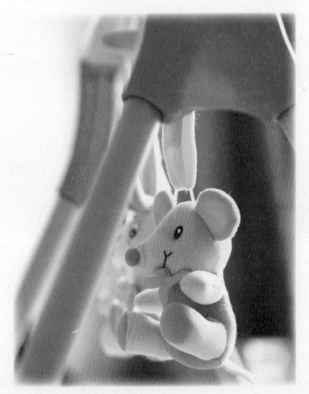

•悬挂色彩鲜艳的玩具•

父母要为宝宝布置一个适当的环境，可以在婴儿床的上方25～50厘米处悬挂色彩鲜艳的玩具，如各种彩色气球、彩色布球、灯笼、花手帕等，但注意不要总将这些玩具挂在一处，要经常变换位置，以免导致宝宝斜视。

•看彩色的图画•

宝宝喜欢看彩色的图画，爸爸妈妈可以多准备一些，在宝宝心情愉快时，一张张地展示给他看。

💡 视觉开发游戏

爸爸妈妈可以跟宝宝做游戏了，做一些鬼脸或者喜怒哀乐的表情，宝宝会觉得十分有趣，会集中注意力进行观察。做游戏的同时也开发了宝宝的视觉能力。

• 最初的视觉训练 •

❗与宝宝对视

宝宝接收到的视觉刺激直接影响大脑突触的形成，反复的刺激更会加速突触的形成，并使突触变得持久；反之，这些刚形成的神经细胞会因为没有受到刺激而逐渐消失。大脑神经细胞数量的增多或减少有25%是与外界环境的刺激有关系的。大人给宝宝尽量多的刺激经验意味着可以建立起更多的突触，从而在未来提升宝宝的学习能力；栩栩如生的视觉形象刺激能够产生有利的影响，包括提高好奇心和专注力。

出于本能，宝宝会对自己的妈妈很感兴趣，所以，他可能会长时间注视着妈妈的脸。这时，妈妈一定要把他抱在距离自己较近的位置，使他能看清楚妈妈的脸。

❗协调注视物体

宝宝长到两个月时，视觉已经有了很大的发展：能协调地注视物体；能简单地区分颜色，但不能分辨深浅；在90度范围内眼球能随着物体运动；当有物体很快地靠近眼前时，会出现眨眼等保护性反射；还能注视小手5秒钟以上。

• 面部表情很丰富 •

❗游戏方法

妈妈与宝宝对视时，可以面对宝宝做各种各样的表情，一边做一边告诉宝宝这是什么表情。

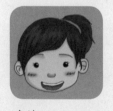

表情1
大笑

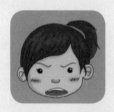

表情2
生气

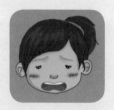

表情3
哭泣

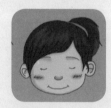

表情4
微笑

多给宝宝看颜色

多让宝宝接触颜色，有助于开发宝宝对色彩的敏感度，培养宝宝的审美能力。

•多接触颜色•

宝宝出生后的最初4个月是视觉发育的黑白期。在这段时间，宝宝看到的是黑白两色，要多给宝宝黑白物品看。当然，为了给宝宝日后的视觉发育做铺垫，也要适当地给他看一些红色、黄色、蓝色系的物品，从而起到刺激视觉的作用。

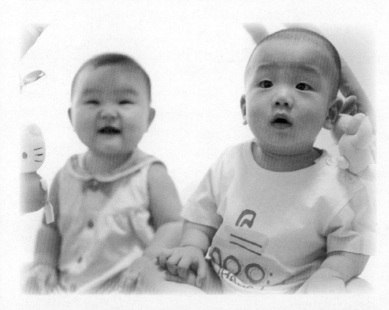

爸爸妈妈可以让宝宝尽量多看各种颜色的图画、玩具等物品，并告诉宝宝物品的名称和颜色。这样会使宝宝对颜色的认知发展过程大大提前。4个月宝宝的视觉有了发展，开始对颜色产生分辨能力，对黄色最为敏感，其次是红色，见到这两种颜色的玩具，宝宝很快能产生反应，对其他颜色的反应要稍慢一些。这个阶段的宝宝就已经能认识奶瓶了，一看到妈妈拿着奶瓶就知道要给自己吃奶或喝水，会非常安静地等待着。

•被视物要距离宝宝20厘米以外•

这个时候宝宝最感兴趣的还是对比强烈的黑白两色，尤其是黑白相间的图案，所以此时最好在距离宝宝20～38厘米处放一些具有黑白对比色的玩具。并且吸引宝宝的注意力，让宝宝盯着黑白色的玩具锻炼色彩敏感度。

宝宝认识颜色了

虽然很多育儿指导早就为宝宝设计了有关色彩方面的游戏，比如拿鲜艳的气球、玩具吸引宝宝注意等，可是直到4个月，色彩对宝宝才真正有了意义，因为宝宝有了颜色视觉，原来黑、白、灰三色交织的世界渐渐地有了各种色彩，环境越来越有吸引力。

•给宝宝布置颜色和谐的环境•

1. 宝宝的房间要使用纯正的颜色，便于宝宝日后进行颜色识别学习。

2. 大环境颜色以一个主色、一个副色为基调，避免在同一物件上出现3种以上的颜色，过于斑斓（特别设计的颜色训练玩具除外）。

3. 不要大面积使用过于饱和的颜色，饱和色容易使宝宝产生视觉疲劳。

4. 绿色能使眼睛放松，舒缓疲劳，因此可以多使用绿色，比如把天花板设计成绿色调的图景。

•如何让宝宝认识颜色•

宝宝4个月就有了对色彩的感受力。年轻的爸爸妈妈要抓住最早时期用较好的方法帮助宝宝认识颜色，这对宝宝的智力发展和培养绘画兴趣都是大有益处的。但宝宝

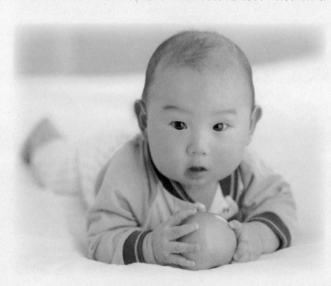

对颜色的认识不是一下子就能完成的，而是必须经过不断训练和培养。

宝宝若能盯着某种颜色或转动头部看到其他的颜色时，大人可以指着这些玩具对宝宝说，"这是红气球""那是小白兔""这是黄花"等，用语言加以描述，加深宝宝对颜色的感知。

🧸 色彩启蒙教育

宝宝快到认生期的时候，应多带宝宝出去走走，让宝宝对周围的事物有些认识，增长宝宝的见识。

宝宝对颜色的认识不是一下就能完成的，必须经过耐心的启蒙和培养。这种启蒙教育应该从婴儿期开始，特别是6个月左右的宝宝，这个阶段的宝宝对语言已经有了初步的理解能力，能够坐起来，手能够抓握，一些色彩游戏可以有效地进行。

•多彩的卧室•

爸爸妈妈可以在宝宝的居室里贴上一些色彩协调的图片，经常给宝宝的小床换一些颜色清爽的床单和被套。并且，在宝宝的视线内还可以摆放一些色彩鲜艳的彩球、玩具等，充分利用色彩对宝宝进行视觉刺激。

•多彩大自然•

爸爸妈妈可以多带宝宝到大自然中去，看看蔚蓝色的天、飘浮的白云、公园里五颜六色的鲜花等，让宝宝接触绚丽多彩的颜色。

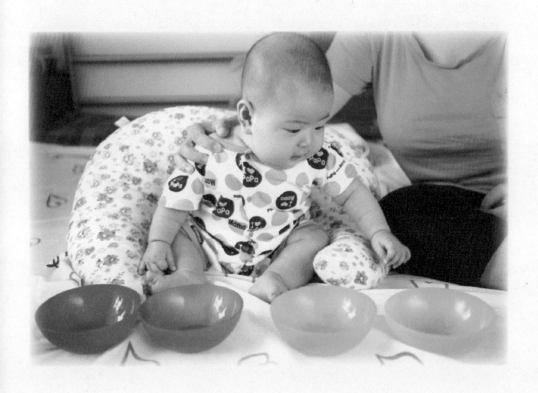

第十四节 训练宝宝的听与说

宝宝还听不懂爸爸妈妈的话，也不会用语言表达，但是爸爸妈妈要有意识地多与宝宝说说话，给宝宝听音乐、读诗歌等，训练宝宝听与说的能力。

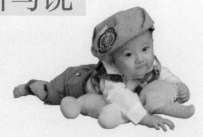

💡 宝宝的语言能力

宝宝的语言能力要从小锻炼，爸爸妈妈要有耐心地对宝宝说话，刺激宝宝语言能力的发展。

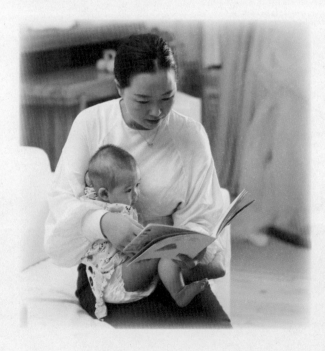

•宝宝语言的训练方法•

1. 从宝宝出生的那一刻起，爸爸妈妈就要开始和宝宝说话，可以一遍一遍地叫他的名字，并且观察他眼睛做出的反应。

2. 当宝宝清醒、情绪好的时候，可以把宝宝抱起来，无论为宝宝做什么事，都可以用柔和亲切的声音和富于节奏的语调来与宝宝讲话。面对面地对着他说话，随便说什么都行，以刺激宝宝发出声音。

3. 给宝宝朗读诗歌、儿歌、文章等，但要注意，每次时间不宜过长，不可大声，并且要注意语调的抑扬顿挫。

小贴士

　　这些做法不仅能刺激宝宝语言能力的发展，还有助于增进亲子关系，促进宝宝社交能力的发展等。跟宝宝说话，开始最好对着宝宝的右耳讲，因为右耳比较敏感，它与左脑思维相连，有益于宝宝智力的提升。

春夜喜雨
——杜甫

好雨知时节，当春乃发生。
随风潜入夜，润物细无声。
野径云俱黑，江船火独明。
晓看红湿处，花重锦官城。

🔲 与宝宝多交流

　　爸爸妈妈或者看护宝宝的人要经常和宝宝交流，这样不仅可以使宝宝的心情愉悦，还可以增进亲子关系。

● 多利用睡前和醒后的时间与宝宝交流 ●

　　在宝宝睡觉时，妈妈也可以对他咿咿呀呀地说话，因为这时宝宝的大脑仍然可以对声音做出反应。与宝宝讲话时，他的确是在倾听，虽然只能听到爸爸妈妈的声音，不知道爸爸妈妈到底在讲些什么，但通过爸爸妈妈的语调可以感知到爸爸妈妈的爱意。

　　同时妈妈还可以在宝宝睡醒之后，用温柔而缓慢的语调对宝宝说一些悄悄话，每天2~3次，每次2~3分钟，为宝宝提供听觉刺激，促进亲子交流。摇铃铛也是一种很好的听觉刺激。在宝宝头部上方挂一个铃铛，在他头部两侧摇，速度要快慢适中，音量也要大小适宜，观察宝宝对铃声的反应。这样的方法可以检测听力，发展听觉。

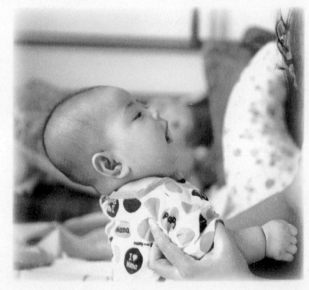

•让宝宝熟悉妈妈的声音•

宝宝三个月时的听力有了很大发展，对爸爸妈妈跟他说话能做出反应，对突然的响声能表现出惊恐。

有的宝宝已能辨别声音的方向，能安静地听音乐，会对噪声表现出不满。这时的宝宝，很喜欢周围人和他说话，没人理他的时候会感到很寂寞，甚至会哭闹起来。

训练宝宝的听觉

妈妈可以经常给宝宝唱歌，尽早训练宝宝的听觉对宝宝以后的听觉敏锐性和感知能力都有很好的促进作用。

爸爸妈妈要想办法吸引宝宝去寻找前后左右不同方位以及不同距离的发声源，以刺激宝宝方位感觉能力的发展。

爸爸妈妈还应该让宝宝从周围环境中直接接触各种声音，这样可以提高宝宝对不同频率、强度、音色的声音的识别能力。

通过这些听觉训练，可以促进宝宝的听力发展，培养宝宝的认知能力。

爸爸妈妈在做事情的时候，别忘了加上语言。比如在洗澡时，也要一边洗，一边对宝宝说话。但是，在对宝宝讲话时，要注意以下几个要点：

1. 讲话时声音清晰，语调抑扬顿挫，不能用平铺直叙的低调子。

2. 少许夸张地做着手势，多多提问，如："肚子饿了吗？""尿湿了吗？"

这时宝宝会因为爸爸妈妈的提问而做出回应，喉咙里会发出"咕噜，咕噜"的响声，这是宝宝学说话的第一步。

此时，妈妈还要注意，要一边对宝宝说话，一边温柔地注视他的双眼，等待他的回答。不管从他的嘴里说出什么来，妈妈都要马上学他的样子跟着说。

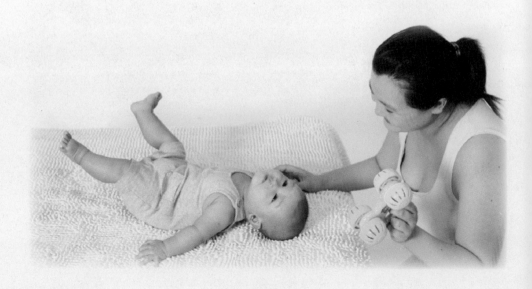

训练宝宝的语言能力

　　宝宝这时候虽然什么都不会说，但是他会对爸爸妈妈发出的声音感兴趣。多给宝宝听音乐，听儿歌，把看到的物品告诉宝宝这是什么。

　　4个月的宝宝已经能够对人和物发声，在看到自己熟悉的人或玩具时，会发出咿咿呀呀的声音，好像在用自己的语言说话；当妈妈在宝宝背后摇铃时，宝宝会把头转向声源；有时宝宝会以低音调的声音改变口腔气流，发出哼哼声和咆哮声；有时会以笑或发声的方式，对人或物"说话"。

　　宝宝的语言能力虽然发展得很快，但是也需要爸爸妈妈正确引导，否则在经过宝宝自身发展的一段时间后会出现停滞现象。

　　宝宝在此阶段虽然还不会说话，但并不代表没学习说话，他也很努力地在为自己今后说话做准备。因此，爸爸妈妈要意识到这一点，平时带宝宝玩时，一定要多和宝宝说话，教他发音。

• 多和宝宝说话 •

　　爸爸妈妈在照顾宝宝的过程中，要多跟宝宝说话，最好是面对宝宝，结合实物，一字一个字地发出单个音节。爸爸妈妈说话的时候，一定要让宝宝能够看清楚自己的口形，从而让宝宝很好地模仿。经常这样做，有一天宝宝突然说出一长串话的时候，爸爸妈妈也不会感到惊讶了。

• 鼓励宝宝发音 •

　　爸爸妈妈要经常与宝宝说话并逗引和鼓励宝宝发音，即使宝宝只是发出咿咿呀呀的声音，爸爸妈妈也要及时应答，这样会使宝宝愉快、兴奋，愿意再次发出声音。

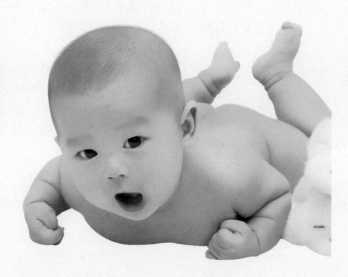

第十五节 给宝宝做肢体训练

宝宝处于快速发育和成长的时期，爸爸妈妈可以有意识地给宝宝做肢体训练，教宝宝翻身、抬头，陪宝宝玩手指抓握、伸展游戏等，锻炼宝宝的活动能力。

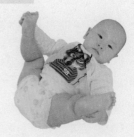

💡 手、脚、头和颈部的自由伸展

出生后1~2个月是宝宝发育和成长最迅速的时期，这时应做好全方位的训练，尤其是头部训练不容忽视。

•手脚自由伸展•

妈妈在给宝宝喂奶时，尽量让宝宝触摸妈妈的身体，使他的小手能自由摆动或随意抓东西，小脚能随意伸缩、自由地活动。

•与宝宝玩"蹬小车"•

让宝宝仰卧在床上，轻轻握住他的左脚脚踝。轻轻帮他屈膝，再慢慢拉直，做5次。再换另一只脚做5次，最后两只脚一起做5次。

妈妈在和宝宝做游戏的同时可以配合"弯曲""伸直"等指令，跟宝宝说明妈妈在做什么。

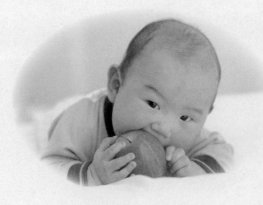

•竖抱抬头•

做这个训练时，可一个人将宝宝竖直抱起来，另外一个人拿着色彩鲜艳并带响声的玩具，放在宝宝面前，吸引宝宝的注意力，让宝宝向前倾的头抬起来，观察彩色玩具。

宝宝该翻身了

3个月的宝宝主要是仰卧着，但已有了一些肌肉的运动，要在适当保护的情况下让宝宝活动。

• 训练宝宝翻身 •

一般3个月的宝宝能从仰卧翻到侧卧，这时父母可训练宝宝翻身。如果宝宝有侧睡的习惯，学翻身比较容易，只要在他左侧放一个有意思的玩具或一面镜子，把他的右腿放到左腿上，再将其一只手放在胸腹之间，轻托其右边的肩膀，轻轻在背后向左推就会转向左侧。重点练习几次后，父母不必推动，只要把宝宝的腿放好，用玩具逗引，他就会自己翻过去。以后可用同样的方法帮助宝宝从俯卧位翻。

如果没有侧睡习惯，父母可以让宝宝仰卧在床上，手拿宝宝感兴趣、能发出响声的玩具，分别在宝宝两侧逗引他，并亲切地对宝宝说："宝宝，看，多漂亮的玩具啊！"训练宝宝从仰卧位翻到侧卧位。宝宝完成动作后，可以把玩具给他玩一会儿作为奖赏。宝宝一般先学会仰俯翻身，再学会俯仰翻身。一般每天训练宝宝2~3次，每次训练2~3分钟。

• 训练宝宝翻身需要注意的三个问题 •

1. 宝宝大约在3个月时才能训练翻身，6个月时才能较熟练地从仰卧翻成俯卧，因此妈妈要有耐心，让宝宝愉快地进行训练。

2. 妈妈的动作一定要轻柔，以免扭伤宝宝的小胳膊小腿。

3. 开始训练时，时间不要太长，要逐渐延长训练时间。

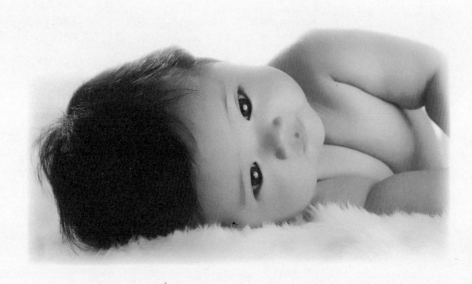

🔆 给宝宝可以抓握的玩具

3个月时，给宝宝玩可以抓握的玩具能够锻炼宝宝的手眼协调能力和手部灵活能力。

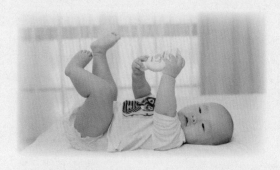

•训练手部动作，开发宝宝智力•

大脑有许多细胞专门处理十指、手心、手背、腕关节的感觉和运动信息。所以手的动作，特别是食指的动作，越复杂、精巧、娴熟，就越能在大脑皮层建立丰富的神经联系，从而使宝宝更聪明。

•训练宝宝手部动作的方案•

爸爸妈妈一定要把握好机会，多训练宝宝的手部动作，以助于智力的开发。这时，可以选一些不同质地、适合宝宝小手抓握的玩具或物品，让宝宝练习抓握，比如拨浪鼓、海绵条、绒布头、纸卷、小瓶盖或小积木等。

洗澡的时候妈妈要给宝宝洗洗小手，把食指的指尖轻轻伸进宝宝的手掌里，在小手心里轻轻地来回转动，边清洗边按摩。喂奶的时候把宝宝搂在怀里，把食指伸进他的手心里，大手握小手，轻轻地摸一摸，缓缓地摇一摇；轻轻抚摩、张开宝宝的拳头，让小手掌触摸妈妈的乳房和脸，不停地和宝宝说话等。

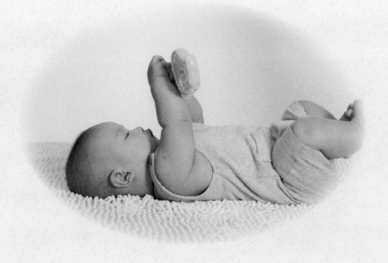

💡 手指训练游戏

在发育和成长的过程中，宝宝的小手比嘴先会"说话"，他们往往先认识自己的手，有许多时候他们会两眼盯着自己的小手很仔细地看个没完。因此，手是宝宝认识世界的重要部位。

● 游戏物品 ●

沙锤或其他可抓握的玩具。

● 游戏方法 ●

妈妈将宝宝放在床上，用沙锤柄碰触宝宝的手掌，让宝宝的小手握住沙锤2~3秒钟不松手。也可以换一些其他的玩具让宝宝抓握。

● 给妈妈的话 ●

妈妈可以通过这个游戏训练宝宝手指的灵活性，如果手指灵活性的练习不够，宝宝做精细动作的能力可能会发展得相对缓慢。

小贴士

伸展手指：爸爸妈妈可以抚摸宝宝的手指，和宝宝玩数手指的游戏，边数数，边一根一根轻掰手指帮宝宝舒展开，让他的手指得到放松。当然，脚趾也一样可以。

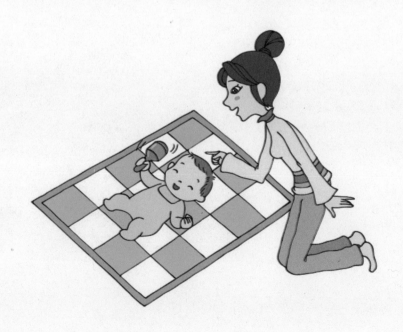

119

训练宝宝抬头

俯卧抬头练习不仅锻炼宝宝颈部、背部的肌肉力量，增加肺活量，而且可使宝宝较早正面面对世界，接受较多的外部刺激。

●训练方法●

将宝宝两臂屈于胸前方，让宝宝俯卧在床上，妈妈将宝宝的头转至正中，手拿色彩鲜艳有响声的玩具在前面逗引说："宝宝，漂亮的玩具在这里！"并使其努力抬头，宝宝抬头的动作从与床面呈45度开始，并逐步稳定，3个月时能稳定地抬起90度。同时，家长可将玩具从宝宝的眼前慢慢移动到头部的左边，再慢慢地移到右边，让宝宝的头随着玩具的方向转动。

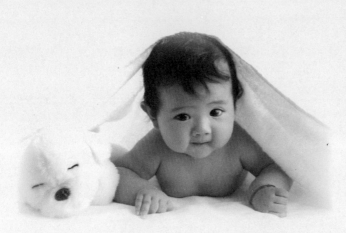

宝宝抬头的动作是一个很自然的发育过程，妈妈不要过于焦急。

●抬头训练的注意事项●

宝宝每次训练的时间不需要太长，几分钟就好。宝宝情绪好时可以间隔锻炼几次，宝宝不想运动时就立即停止。当宝宝完成了一次练习后，妈妈可以让孩子侧身，抚摸一下他的后背，让他的肌肉放松。小宝宝对妈妈的爱非常敏感，妈妈的爱抚和语言上的鼓励他都能感觉到。

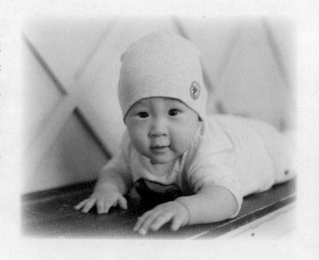

💡 宝宝肢体动作训练

4个月的宝宝身体已经非常结实了，爸爸妈妈可以多给宝宝做肢体训练，帮助宝宝变得更加结实，为以后爬行做准备。

• 在仰卧位时 •

宝宝平躺在床上时，双手会自动在胸上方合在一起，并且手指互相接触，两手呈相握状；这时宝宝会出现抬腿动作，可以趁机训练。

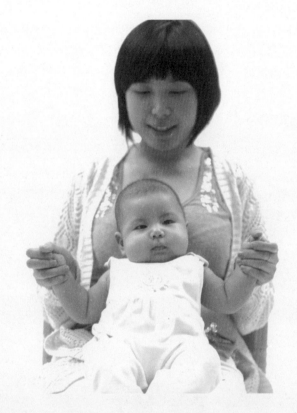

• 在坐位时 •

妈妈扶宝宝坐起，当头保持稳定时，头会向前倾。手臂、躯干移动或转头时，头基本稳定，只是偶尔晃动。如果宝宝的躯干上部挺直以维持坐姿，只是腰部有些弯曲时，妈妈可以辅助宝宝坚持一会儿。

• 将物体放到嘴里的动作训练 •

妈妈将物体放在宝宝手中，有时他会有将物体放到嘴里的动作，但动作比较笨拙，或者是一再努力尝试，这时一定要抓住机会训练。

💡 帮助宝宝练习坐

　　会翻身的宝宝5个月的时候可以练习坐了，爸爸妈妈可以帮助宝宝练习坐，但不要急于求成，即便宝宝没有学会也没关系，只要享受亲子互动的过程就可以了。

● 坐起过程的训练 ●

　　在宝宝仰卧位时，妈妈把双手的拇指放入宝宝手中，让他握着，其他手指则轻轻抓着宝宝的手腕，使宝宝双手伸直前举，手掌向内相对，两手距同肩宽，然后轻轻向前拉起宝宝的双手，使宝宝的头、肩膀离开床面抬起。此时，宝宝可能会试图屈肘用力坐起来，保持此姿势5～6秒钟，再让宝宝轻轻躺下，再重复2～3次。

● 宝宝拉坐练习 ●

　　当宝宝在仰卧位时，妈妈可握住他的手，将他缓慢拉起，注意要让宝宝自己用力，妈妈仅用很小的力气，以后逐渐减力，最后达到宝宝只握住妈妈的手指便可坐起来。

　　通过这个训练，宝宝的头能伸直，躯干上部能挺直，颈和背部肌肉也能得到锻炼。

● 靠坐训练 ●

　　让宝宝背靠着枕头、小被子、垫子等软的东西半坐起来。其实，宝宝是很喜欢靠坐的，因为靠坐比躺着看得远，双手还能同时摆弄玩具。

　　宝宝靠坐时，妈妈应在旁边照料，不宜离开。因为宝宝会用腿蹬踢，导致身体下滑而躺下，或者重心偏移，身体倒向一侧。

　　靠坐时间不宜太久，初学的宝宝可坐3～5分钟，坐稳后也不宜超过10分钟。

　　这个训练，可以让宝宝练习用腰部肌肉支撑身体，为独坐做准备。

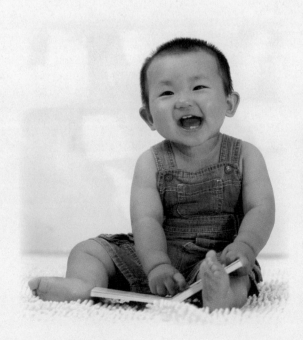

如何训练宝宝的平衡能力

　　多让宝宝做爬行训练，不要让宝宝过早站或者走，只有多爬，爬得好，日后走路才能更稳。

　　宝宝站在父母的腿上，会用脚尖站着，父母也许会怀疑，宝宝用脚尖站着是不是异常。9个月的宝宝，对于站着的危险性有了认识，父母的腿上不但不平，还软软的，站在上面很不稳当，因此宝宝就会用脚尖抠着站着，防止摔倒，这是很正常的现象。还有宝宝站立的时间不宜过长，1天可以站2~3次，1次3~5分钟就可以了。

　　此时一定要把有可能对宝宝造成伤害的物品放到安全的地方，如容易吞咽的小物品，一些洗涤剂、消毒剂等腐蚀性物品，妈妈的化妆品，药物及带刃的锋利物品等，都需要放在宝宝的视线范围外。如果发现宝宝触摸插排等危险东西时要严肃地说"不能动"，制止他碰触。

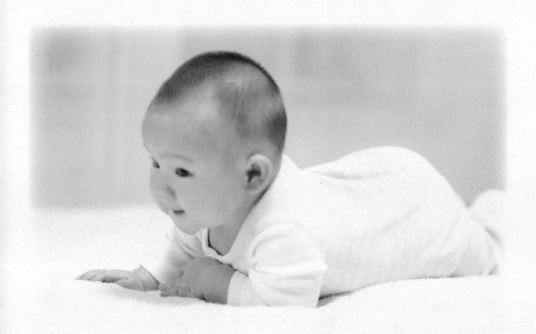

不要让宝宝太早学走路

•宝宝为何走路摇摇晃晃•

首先从宝宝的形体特点上看，头大、躯干长、四肢短，这样就会头重脚轻，重心不稳。其次宝宝的神经系统尚不完善，支配动作的能力也较差，当宝宝迈步时就不能及时调整身体的姿势以保持平衡。最后从动作的协调性来看，行走需要上下肢、腰部等部位的协调，但宝宝这时因大脑发育尚不完善，动作协调性较差，常会出现多余的动作，比如为了使身体平衡，宝宝两脚间距离就比较宽，以加大脚的支撑面积。

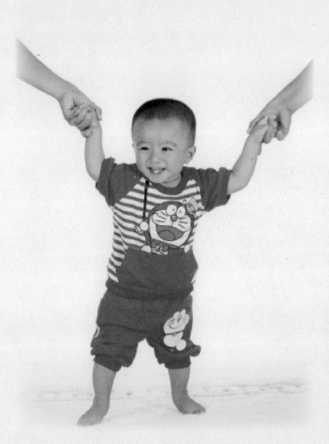

•走路与多种因素有关•

宝宝学走路与各自的身体、神经、精神状态的发育都有关系，如果具备了身体基础，精神状态又好，他便会主动地学走，并且很快学会。如果宝宝在刚学步时便重重摔了一跤，那么必然会影响积极性，可能一连几天甚至几周都不敢去练习，紧抓大人不放。另外，生病也会使宝宝无意再去练习走路。因此，保证宝宝身体的健康发育和良好的精神状态，这些对宝宝行走等动作的发展都有促进作用。妈妈不可太心急，过早地训练宝宝走路可能会使宝宝出现"X"形腿或"O"形腿，尤其是患有佝偻病的宝宝更是如此。

小贴士

妈妈在训练宝宝走路时，一定要选择平坦的地面，同时不要在过软的地面上进行训练，还要把容易将宝宝绊倒的东西拿开。

💡 宝宝学步期要注意安全

现在宝宝不缺营养，很多技能都学会得早，爬行、走路等都不是老一辈按照养育经验估计的时间了。爸爸妈妈要提前给宝宝准备好可以保护宝宝的东西，不要措手不及，造成伤害。

• 地面铺上软地毯 •

宝宝学步时，摔跤是常有的事。地面铺上一层地毯或泡沫地垫，这样，宝宝即使摔跤也不容易摔伤或摔疼了。

• 不要让家具伤害宝宝 •

宝宝刚开始学步时，很难控制自己的重心，一不小心就有可能被碰伤。需给家具的尖角套上专用的防护套，以防宝宝受伤；也可以将家具都靠边摆放，从而为宝宝营造一个比较安全和宽敞的空间。

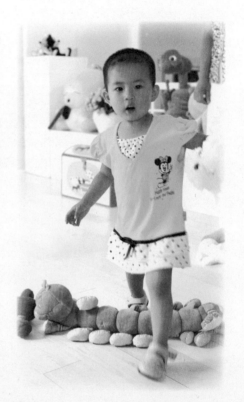

• 给插座盖上防护盖 •

宝宝学步后，活动的范围一下增大了，再加上宝宝总是充满好奇心，看到新奇的事物总爱伸手触摸一下。为防止宝宝伸手碰触插座，可以给插座盖上专用的安全防护盖，以防宝宝触电。

• 收拾好易导致危险的物品 •

宝宝总是顽皮好动，一些由玻璃等易碎材料做成的小物件或是如打火机、刀片之类的危险物品，以及易被宝宝误食的小药丸、小弹珠和易被宝宝拉扯下来的桌布等东西都要收起来，以防宝宝发生危险。

• 家中常备急救药物 •

创可贴、红药水、绷带、消炎粉等外伤急救药品家中要常备，万一宝宝受伤，可以立刻止血或给伤口做简单的处理。

第十六节 培养宝宝的好习惯

爸爸妈妈不能一味地宠溺宝宝，平时需要培养宝宝形成一些良好的习惯，比如按时进餐，自己收拾玩具等，这些都有助于他提升独立生活的能力。

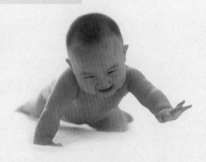

💡 培养宝宝的进餐习惯

有的父母过于迁就宝宝，宝宝想吃什么就吃什么，想什么时候吃就什么时候吃。这样的吃法不仅增加了父母的负担，同时也使得宝宝无法养成良好的饮食习惯，进入幼儿园后也无法适应。

• 按时进餐 •

宝宝一天的进食次数、进餐时间要有规律。到该吃饭的时间，就应喂他吃，吃得好时就应赞扬他，如果不想吃，也尽量让宝宝少吃一点儿，但不要强迫他。

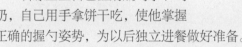

• 锻炼宝宝使用餐具 •

训练宝宝自己握奶瓶喝水、喝奶，自己用手拿饼干吃，使他掌握正确的握勺姿势，为以后独立进餐做好准备。

• 培养饮食卫生 •

每天在餐前，都要引导宝宝洗手、洗脸、围上围嘴等，培养宝宝讲卫生的习惯。吃饭时不要玩耍，大人不要和宝宝逗笑，不要让他哭闹，不要分散他的注意力，更不能让他边吃边玩。

让宝宝自己收拾玩具

当宝宝能听懂很多话的时候，可以开始训练宝宝自己收拾玩具了。不要认为宝宝现在还小什么都不懂，很多习惯都是从小养成的，宝宝现在的模仿能力强，爸爸妈妈给宝宝做出好的榜样，宝宝会照着做的。

•让宝宝整理玩具的原因•

因为现在宝宝已经有了一定的接受能力，所以可以让他自己学习收拾玩具。

妈妈可以把收拾玩具当成一种游戏，让宝宝觉得很好玩。可以对宝宝说："玩具要睡觉了，我们送玩具回家好吗？"然后再带着宝宝去捡玩具。虽然宝宝现在可能还不明白这样做的目的，但是早点儿开始这方面的教育总是有好处的。

还可以把一个任务分成很多小部分，带着宝宝慢慢做。在这个年龄，他需要妈妈在身旁帮助指导。当宝宝完成任务后不要忘记表扬他："宝宝真棒！"但不要说："谢谢你帮妈妈收拾了玩具！"这样宝宝会觉得收拾玩具是妈妈的事，而不是他自己该做的事。

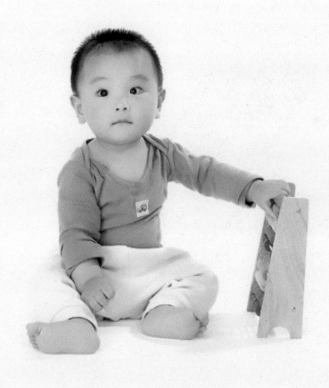

第十七节 帮助宝宝学会与他人接触

爸爸妈妈可以慢慢地让宝宝学习与他人交往了，帮助宝宝克服恐惧心理，安全度过认生期，教他与人分享，从而使其更合群。

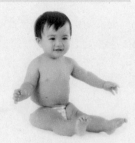

宝宝与人打交道

早一点儿"教"宝宝与人打交道，可以为宝宝以后与其他小朋友相处打下基础。

• 如何让宝宝学会与成人交流 •

此时，宝宝能来回张望寻找亲人，亲人走近时他会手舞足蹈，伸手要抱。宝宝还会用面部表情表示喜悦、不愉快、厌倦和无聊等。

作为爸爸妈妈，除了在生活上关心宝宝外，还要与宝宝有情感上的交流。平时要用亲切的语调多和宝宝说话。宝宝一般在3个月时，就会模仿大人的发音。

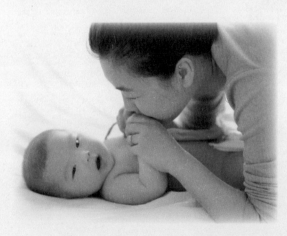

在宝宝牙牙学语的时候，妈妈要与宝宝主动交流。当宝宝发出各种各样的声音时，还要用同样的声音回答他，以提高宝宝发音的兴趣，使他模仿大人的口形发出不同的声音。

爸爸妈妈即使在做家务时，也可以与宝宝进行交流，或放一些胎教音乐、儿歌等，让宝宝在欢乐的气氛中自己咿呀学唱，为以后说话打下基础。

💡 帮宝宝克服恐惧心理

父母对宝宝的恐惧不要做出过度反应，这样会使宝宝变得更加惊恐不安。如果对宝宝表示过分的关注和保护，反倒使宝宝确信危险的确是存在着的，更难以消除紧张情绪。

● 如何对待宝宝的恐惧心理 ●

你应成为宝宝的朋友，告诉宝宝如何对待这些恐惧。

1. 所有的宝宝都喜欢听父母小时候的故事，告诉宝宝你小时候也跟他完全一样，你像他那样小的时候，是如何在父母的帮助下克服恐惧心理的。

2. 如果宝宝因某件家庭用具而惧怕，可以向他解释这是干什么用的，如何工作的。

● 如何消除宝宝由分离而造成的恐惧 ●

1. 在你离开宝宝前应该跟他一起玩几分钟。你应提前15分钟做穿衣打扮的准备，这样你就有足够的时间在离家之前与宝宝在一起，千万不要匆忙离家，与宝宝不辞而别。

2. 如果你答应宝宝，你将在某一时刻回家，你就要做到。在你离开之前，让宝宝明白你总是会回家的。如果你要晚回家，要打电话回来解释原因，并告诉宝宝你很快就会回家。

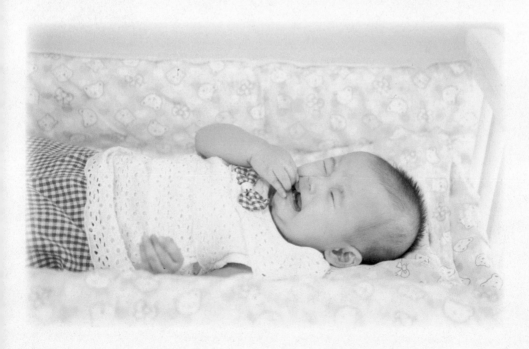

如何帮宝宝度过认生期

　　认生期是宝宝成长过程中的一大里程碑，如何帮助宝宝顺利度过呢？我们可以针对不同性格的宝宝，有目的性地帮助安度认生期！

●宝宝的认生期要来了●

　　当邻居阿姨要摸摸宝宝的时候，他会突然哭起来，好像很害怕。宝宝的这种反常举动是在告诉你——认生期开始了。大部分孩子的认生期开始于8个月大的时候，而到了12个月大的时候，这种现象基本上会消失，但是也有些孩子会持续到三岁。孩子在此期间认生，其实是他们心理发育的表现。

●帮助宝宝顺利度过认生期●

　　！性格外向宝宝的安度法

　　父母可以经常带着宝宝去别人家做客，或者邀请亲朋好友到自己家里来，最好有与宝宝年龄相仿的小朋友，因为同龄人之间的沟通障碍要小得多，渐渐让宝宝习惯这种沟通，提升交际能力。

　　遇到宝宝认生的情况时，妈妈要马上让宝宝回到安全的环境，比如抱到自己怀里，放回到婴儿车里，不要勉强他接受陌生人的亲热。

　　！性格内向宝宝的安度法

　　性格内向的宝宝，往往更怕生，怕陌生的环境与事物，对此，爸爸妈妈一定要多加开导。

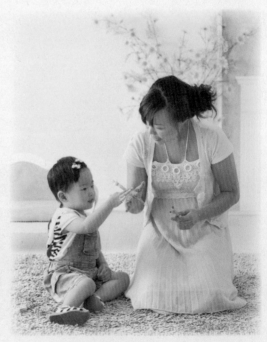

　　抱着宝宝，引导他主动地跟陌生人打招呼、聊天，让宝宝感到这个陌生人是友好的，是不会伤害他的。

　　陌生人想要接近宝宝，最好拿着他最熟悉、最喜欢的玩具，这样他就会慢慢地转移注意力，缓解认生的恐惧心理。

💡 如何让宝宝变得更合群

不合群虽然说不上是什么病，但妨碍宝宝去适应环境和学习新知识。调查表明，合群的宝宝在知识范围、语言表达、人际交往等方面均明显优于性格孤僻、不爱交往的宝宝。

• 营造良好的家庭氛围 •

家庭中的每个成员，都要为促进宝宝优良品德的形成做出表率，平时和睦相处、互相体谅，尽量不在宝宝面前过多地暴露大人的分歧甚至争执，给宝宝营造一个祥和、安全的家庭交往环境，宝宝自然会在潜移默化中逐步养成尊重别人、爱护同伴的品德。

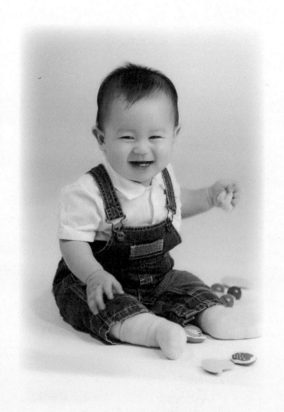

• 培养宝宝的独立生活能力 •

独立生活能力是宝宝之间选择同伴的重要条件，缺乏生活能力或生活能力低下的宝宝，易不受同伴欢迎。父母要避免包办代替，引导宝宝学会做自己的事，学会关心别人，防止过分的"自我中心"。给宝宝独立做游戏的机会，让宝宝在做游戏的过程中独立探索、解决问题，逐渐形成坚实的自信心。

• 多创造与其他宝宝交往的机会 •

父母要鼓励宝宝交朋友，尤其是多与性格外向的小朋友接近。在假日，可以带宝宝到亲友家去串门，和亲友的宝宝一起玩。父母也应允许宝宝的小伙伴到家中做客，并鼓励宝宝热情接待。对宝宝们在玩耍时出现的争执，父母不要过早地干涉。很多情况下，宝宝们会自行解决，这也能使宝宝获得与人相处的经验。

💡 让宝宝学会分享

相信哪个妈妈都不会希望自己的宝宝将来成为一个自私自利、只关心自己的人，所以我们一定要尽早培养宝宝乐于分享的好品质。

●赞扬宝宝与人分享的行为●

在宝宝与人分享东西之后，父母可以通过口头表扬、赞许的表情或动作（如竖拇指、亲吻）等予以肯定和鼓励。

●灌输互惠原则，让宝宝理解分享的意义●

父母可以跟宝宝说"你现在把玩具给别的小朋友玩儿了，以后别的小朋友也会给你玩具玩儿。""每个人都拿出一个玩具给大家玩儿，这样大家就有很多玩具可以玩儿了。"之类的话来教导宝宝。

●不要拒绝宝宝的友好●

当宝宝有什么东西要与父母分享时，即使父母不感兴趣也要欣然接受，并谢谢宝宝。因为当宝宝看到父母接受了他的"礼物"，并说他很乖的时候，会非常高兴。如果父母拒绝了他，他会认为父母不喜欢，以后就再也不给了，慢慢地，他就会自私起来。

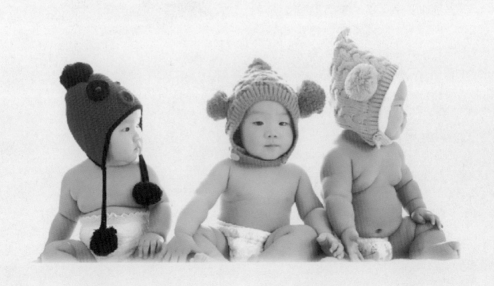

第十八节 给宝宝做抚触

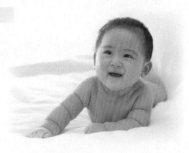

给宝宝抚触的部位要按照年龄需要而定。对长牙的宝宝，可以让他仰面躺下多帮他按摩小脸；到了宝宝要爬的时候，让他趴下帮他练习爬；宝宝学习走路的时候，除了给他做些腿部按摩外，按摩小脚丫也很重要。另外，除了让宝宝身体上得到放松外，更重要的是让宝宝放松心情。

头部和胸部抚触

➔ 头部

双手固定宝宝的头，两手拇指由下颏中央分别向外上方滑动，止于耳前。

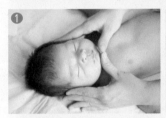
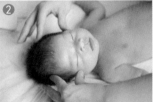
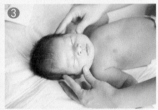

➔ 胸部

右手从胸部中线开始弧形抚触向上滑向宝宝左肩，并避开宝宝乳头，再复原，左手以同样方法到对侧进行。可舒缓宝宝的呼吸循环。

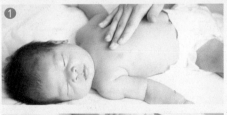
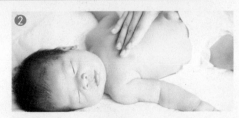
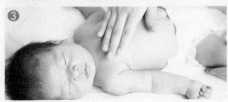
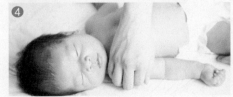

💡 腹部和足部抚触

⟶ 腹部

腹部抚触可以刺激宝宝的肠激素分泌，让迷走神经活动更旺盛，有助于增加宝宝的食量，促进消化吸收和排泄，加快体重增长。

双手放在宝宝两侧的肋骨外缘上，两手食指、中指指腹同时沿升降结肠做"∩"形顺时针抚触，避开宝宝的脐部。

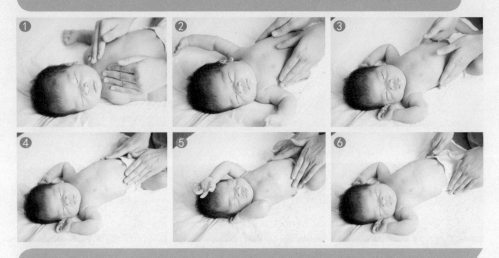

⟶ 足部

沿着宝宝的脚纹方向抚触宝宝的脚心，用拇指的指腹从脚跟交叉向脚趾方向推动。然后轻轻揉搓牵拉每个脚趾。

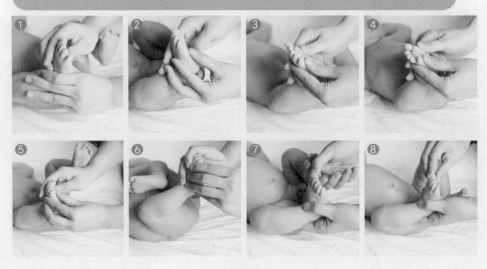

上肢和下肢抚触

—→ 上肢

用右手握住宝宝右手，虎口向外，左手从上肢近心端向远端螺旋滑行达腕部。然后双手从上到下滚搓，重复进行另一侧上肢抚触。

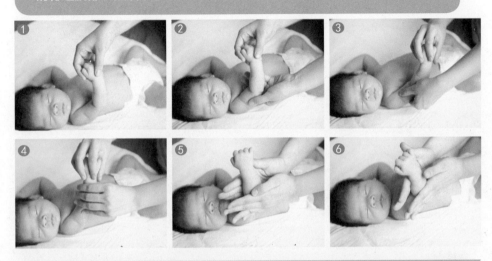

—→ 下肢

用左手拎住宝宝的右脚，右手从大腿根部向脚腕处螺旋滑行，重复进行另一侧下肢抚触。

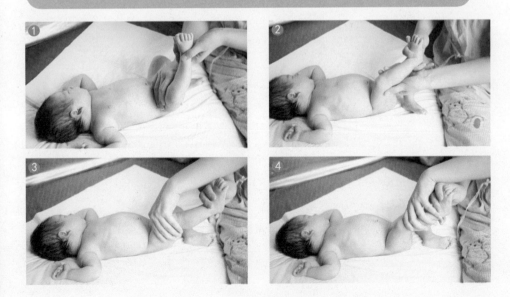

第十九节 为宝宝提供安全的环境

生活中总是存在很多隐患威胁宝宝的安全。爸爸妈妈要尽力为宝宝营造一个安全的生活环境，从而尽可能降低宝宝发生意外的概率。

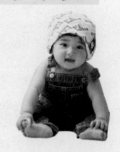

🔅 警惕宝宝铅中毒

宝宝这个时期喜欢咬东西，一些玩具、床架等可能含铅较多，宝宝啃咬过后容易铅中毒，爸爸妈妈一定要警惕。

•铅中毒是由什么原因引起的•

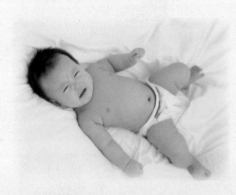

宝宝萌出乳牙时常喜欢啃咬东西，会因啃食含铅物品而导致中毒。有异食癖的儿童可因吞食油漆、地板或墙壁等材料或物品的脱落物而引起铅中毒。

铅毒亦可由呼吸道吸收了含铅的爽身粉、燃烧电池筒等所产生的含有铅化物的烟尘导致。

家里难免会有很多致宝宝铅中毒的隐患。为了宝宝的健康，爸爸妈妈必须注意。

•注意家居细节，预防宝宝铅中毒•

注意家居几个方面的细节可以有效预防宝宝铅中毒。

1. 注意自来水管道的铅污染。早晨经水龙头放出的自来水含铅较多，应待水放出3～5分钟后再使用。如果以前装修使用的是PVC排水管，有条件的可以更换为PPR排水管，也可以在管道上安装除铅的过滤器。

2. 注意临街房屋的汽车尾气污染。临街的住宅在装修时要注意门窗的密封，适当地进行室内通风换气。宝宝应尽量少在公路旁边逗留。

总之，为了宝宝的健康，在铅中毒这方面应多加注意，避免铅对宝宝造成伤害。

⊙ 预防宝宝其他物质中毒

有毒的物质进入宝宝的体内就会引起中毒。毒性作用使组织细胞或其功能遭受损伤而引起病理现象。煤气、药物、酒精、食品中的毒性物质会侵袭机体，导致功能状态失调，甚至危及生命。

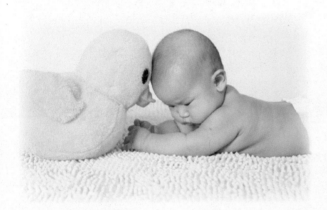

•煤气中毒的预防•

如果使用老式的煤烟炉，要注意煤炉和烟囱的接口要密封，并且室内一定要安装通风设备，如换气扇、风斗等，以防堵塞；用煤气的，要注意良好的通风，如感到有头晕、恶心等症状，应考虑是否为煤气中毒的反应，应立即通风，尤其是宝宝，更要加强管理。

•食物中毒的预防•

一定要注意对宝宝食物的挑选，买卫生的食品，不要购买无照经营者的食品及不新鲜的食物。餐具要清洁，应定期消毒；吃剩的东西用带盖儿的食品盒存放入冰箱，存的时间最好不要太长；最好不要给宝宝吃剩饭；生吃的蔬菜、水果一定要洗净，能去皮的要去皮。

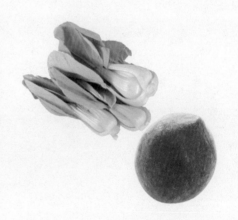

小贴士

如果发现宝宝有腹泻、发热、恶心、呕吐等症状时，要立即到医院就诊。生活中应注意使宝宝远离明显的危险源，如厨房等。

怎样清洗宝宝玩具

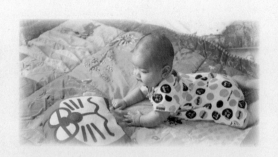

要定期给宝宝清洗玩具，但是每种玩具有不同的清洗方法，不可以一起堆在洗衣机里清洗。

玩具购买后应先清洁再给宝宝玩。平时清洁消毒的频率以每周一次为宜。

各种玩具的清洗方法	
塑胶玩具	用干净的毛刷蘸取宝宝专用的奶瓶清洁液刷洗塑胶玩具，然后用大量清水冲洗干净。带电池的塑胶玩具，可把食用小苏打溶解在水里，用软布蘸着擦拭，然后用湿布擦后晾干
布质玩具	没有电池的玩具可直接浸泡清洗，有电池盒的玩具需要拆出电池或者只刷洗表面，然后放在阳光下晒干
毛绒玩具	用婴幼儿专用的洗衣液来清洗即可，具有抗菌防螨功能的洗衣液更好，充分漂清后在向阳通风处悬挂晾干。不可水洗的玩具可送至洗衣店干洗
木制玩具	可先用稀释的酒精或酒精棉片擦拭，再用干抹布擦拭一遍

☺ 排除厨房里的安全隐患

厨房对宝宝来说是一个危险的地方。但是要强行不让已经会走路的宝宝进厨房，家长也很难办到。因为妈妈做饭时要待在厨房，宝宝会因为想要妈妈陪伴而进入厨房。因此，就要好好地把厨房布置得更安全。

● 厨房物品的摆放准则 ●

1. 把刀、剪刀、刨刀、开瓶器和其他尖锐的器械插入刀具架，放在宝宝够不到的地方。平时不常用的尖锐器械，最好放进上锁的碗柜。

2. 电饭煲、微波炉等电器，不使用时应拔掉插头，以免宝宝偶然开动。不要把电线垂在宝宝可以牵拉的地方。

3. 不要把不能吃的东西放进用来盛装食物的容器。进入厨房的宝宝，会很想提前尝尝食物。他们很可能认为这类容器里都是可以吃的食物，并把里面的东西放进嘴巴。

4. 厨房里最好使用脚踏式加盖垃圾桶，这样可以更好地避免宝宝从垃圾桶里取出有安全隐患的垃圾，如罐头的拉盖、变质丢弃的食物等。

小贴士

除厨房外，家中还有很多地方需要注意安全，例如：桌子旁、阳台、楼梯等。

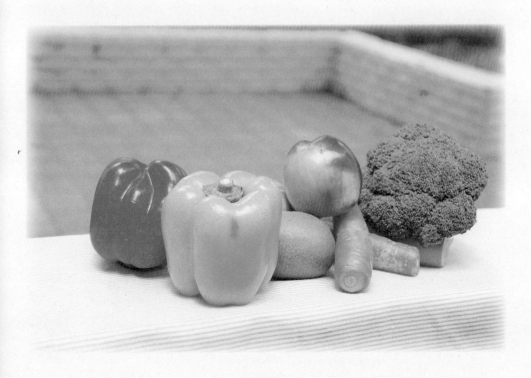

💡 保护宝宝安全的小套件

宝宝安全用品主要针对0~5岁的宝宝设计，选用的无毒环保的材料，是妈妈呵护宝宝健康成长的重要帮手，是婴幼儿健康快乐成长的好朋友。

•安全电插座保护盖•

保护盖有两眼和三眼两种选择，把它插入不使用的电插座内，防止宝宝因好奇而把手指或玩具插入插座眼内，导致触电事故发生。父母须注意：保护盖必须插牢，以免被宝宝轻易拔出。

•大塑料夹•

如果家中窗户使用卷帘的话，把卷帘绳折叠收高，用晾衣服的大塑料夹牢牢夹住，让宝宝够不着，防止宝宝使劲拽卷帘绳，导致卷帘下坠伤人。

•安全门卡•

把它套在家中所有门的上方，防止门不慎关上时，夹住宝宝幼嫩纤细的手指。父母须时常检查门卡有无碎裂迹象，以防其碎裂后落下，被宝宝捡到误食碎片。

•安全门锁套•

如果想长期禁止宝宝进入家中的某些房间，在门把手上装上门锁套就可以了。父母须注意：家中所有的门不论从哪一面锁住，都应能从另一面开启，以防宝宝不小心将自己锁入房内。

•安全防撞台角•

家中所有有棱角的家具都应该装上防撞台角，例如餐桌和茶几，可以在宝宝跌倒时防止撞伤。父母须注意：必须严格按照说明书指示使用台角，使其与家具紧密粘牢，以防被宝宝轻易取下。

💡 几种生活中常见的安全隐患

对宝宝来说，安全隐患无处不在，甚至在家中都存在着不少。父母应仔细检查生活中是否也存在这些不安全因素。

•桌子•

当宝宝想拿到桌子上的东西时，会去拉桌布，这样就很容易被砸到或被热食烫伤，因此最好不要在桌子上铺桌布。

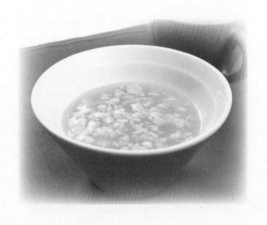

•阳台•

跌落事故很容易导致宝宝死亡，因此要将阳台设置为宝宝单独玩耍的禁地，最好在阳台门口加上围栏，使宝宝无法单独通过。此外，绝对不可以在阳台上堆放可以垫脚的东西。

•婴儿车•

宝宝经常会做出一些让大人意想不到的动作。哪怕坐在婴儿车里，只要不系好安全带，他也许就会蹬蹬腿、站起来。因此，宝宝坐婴儿车时一定要给他系好安全带。

141

第二十节 照顾宝宝的误区

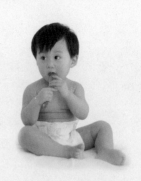

在养育宝宝的过程中，长辈或多或少会存在一些认识误区，如"宝宝吃大人的饭没事""宝宝长胖才健康"等，这些错误的观念和做法都要加以纠正。

💡 老人带宝宝的误区

老人总是对孙辈非常亲，出发点都是想对宝宝好，但是有时候方式方法可能不对。这时善意地提醒一下老人，相信他们是可以接受的。

•误区1：宝宝吃大人的饭没事•

专家观点：这种观点是完全错误的。因为大人的口味较重，菜里面放的盐较多，如果让宝宝经常吃大人的饭菜，摄入盐量过大，会影响肾脏功能，不利于宝宝的生长和发育，建议老人一定要改掉这种习惯。

•误区2：宝宝长胖才健康•

专家观点：很多老人都有一个错误的观点，那就是"吃饱了总比饿着强"。现在生活条件好了，宝宝的营养摄入很容易过量，造成肥胖。如果让宝宝不停地吃东西，容易加重宝宝的胃肠负担，会经常出现不消化、积食的现象。宝宝三天两头腹泻、发热，其实就是吃得太多了。我们不主张饿着，但应该适量。

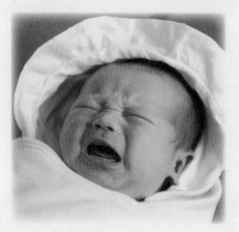

•误区3：把宝宝包得严实不容易感冒•

专家观点：给宝宝穿衣服要讲究季节性，不能一年四季都把宝宝捂得严严实实的，包得太严实反倒容易感冒。在此提醒老人，给宝宝穿衣服，一定要科学合理，根据环境温度，天气冷就多穿点儿，天气热就少穿点儿。

日常养育的误区

宝宝出生后的每一天，父母都要非常注意，勤加思考，如果宝宝的养育出了差错，将会给宝宝的一生造成影响。在养育过程中，有两个误区是父母必须加以注意的。

● 含铁制剂用牛奶冲服 ●

为了预防宝宝因缺铁而导致贫血，提倡给宝宝多服用一些含铁丰富的食物或适量服有一些含铁制剂。但是有的父母因为宝宝不愿意吃这些药或嫌麻烦，就在给宝宝服铁剂时用牛奶冲服，这是不对的。因为牛奶中含有大量的磷酸盐，它可以使铁发生沉淀，妨碍人体对铁的吸收。另外，酸性环境才利于铁剂的吸收，所以铁剂常与维生素C同服。由于牛奶可使胃液的酸度大大降低，不利于铁剂的吸收，所以含铁制剂不要用牛奶冲服。常用的含铁制剂有硫酸亚铁、富马酸亚铁、琥珀酸亚铁，还有多糖铁复合物溶液等。

● 给宝宝喂蜂蜜 ●

禁止给1岁以内的宝宝食用蜂蜜。蜂蜜当中含有一种叫肉毒杆菌的微生物细菌，1岁以内的宝宝因为身体内的各项机能没有完全发育，抵抗力比较差，肠道和肝脏系统发育不完全，不能进行自身的排毒食用蜂蜜后有可能引起食物中毒，导致哭泣声微弱、吮乳无力、呼吸困难等。

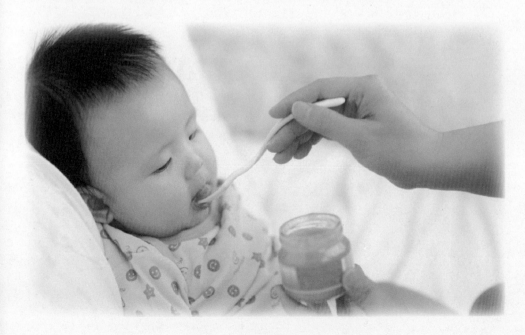

💡 宝宝这些"坏毛病"不用纠正

多数爸爸妈妈看到宝宝往地上扔东西会给宝宝"贴标签",例如"宝宝真坏"等,这是不正确的,有些"坏毛病"其实是宝宝探知世界的一种行为。

● 宝宝老是把桌上的东西丢到地上 ●

这个时期的宝宝,很喜欢"丢"的动作,除了因为东西掉落会发出声音,宝宝觉得很有趣外,东西滚落后所引发的连锁效应,宝宝也觉得很新奇。但是对妈妈来说,这就是个恼人的行为,除了地上的物品收不完之外,也怕物品损坏,或是东西打破让宝宝受伤。

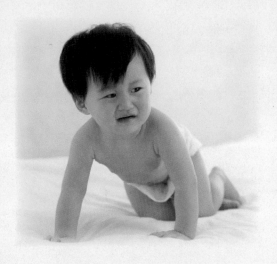

妈妈平常就要观察宝宝在什么情况下想丢东西,在他把东西丢出去之前,拿可以丢的玩具(例如球)给他,问他:"你想玩丢球的游戏吗?"不要一直告诉宝宝:"不可以丢!"因为他只是觉得好玩,无法理解"不可以"的意思,因此不要阻止他做"丢"的动作,而是要让他明白,什么物品可以丢。

● 只要不合心意就开始大哭大闹 ●

6个月以上的宝宝,渐渐有自我的情绪展现,然而想要控制情绪,对宝宝来说是一个很困难的过程,即便是成年人都无法做得很好,所以小孩会"无理取闹"。父母要先明白,要求宝宝不准生气,或者在哭闹时马上把情绪收起来,那是不可能的事情,必须多点儿耐心。

第二十一节 如何带宝宝外出

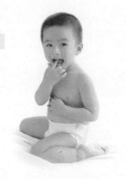

宝宝需要户外活动时间，爸爸妈妈在带宝宝外出时，有诸多注意事项，不仅要做好出行计划，带好必备物品，还要给宝宝穿对衣服以防感冒、蚊虫叮咬等。

带宝宝出行要做好计划

如果天气良好，一定要每天带宝宝在户外有两小时以上的活动时间。下面就从几个方面给父母提一些带宝宝外出的建议。

•选择好出行的时间、地点及环境•

带着宝宝出门，一定要选择有太阳或天气略微温暖的时间，因为宝宝的抗病能力较弱，天气不好很可能使宝宝生病。此外，出门最好选择离家较近的地点，一是避免路途遥远、奔波之苦；二是距离家比较近，万一宝宝需要什么也可以马上回家。

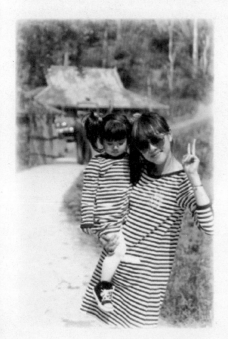

•带上宝宝的食物•

带已断奶，或是正在断奶的宝宝外出，可以带上宝宝平常爱吃的辅食、塑料勺子、无糖面包干、围兜、带吸管的口杯等。如果担心宝宝在外哭闹严重，记得携带安抚奶嘴；如果宝宝正在长牙齿，准备些宝宝专用饼干给他吃，可以让他的身心都有满足感。

•带宝宝乘公共汽车•

带宝宝乘公共汽车最好抱着。现在的社会风气比较好，一般带宝宝上车，都会有人让座位，一定要感谢对方，言传身教，通过此机会培养宝宝的礼貌行为习惯和与人交往的能力。如果车上很挤，则建议不要上车，等待下一辆，避免因拥挤发生危险。

什么时候开始带宝宝外出

这个时候可以抱宝宝出去晒太阳了，只要保证每天晒2个小时太阳，就不需要喂钙片了，喂一些维生素D促进钙吸收就可以了。

• 宝宝满月后就可以外出了 •

这一时期的宝宝体温调节能力还很弱，所以最好只在室内外温差不大的时候带宝宝外出。从宝宝出生2个月后，就要每天都带着他出去散步了，慢慢地宝宝就会对室外空气比较适应了。但在宝宝的脖子还不能直立之前，还是尽量避免长时间的外出。

这个阶段的宝宝容易疲劳，如果坐车的时间很长的话，宝宝会觉得不舒服，因此，尽量选择不太远的地方出游。声音嘈杂的地方会让宝宝受到噪声的干扰，导致免疫力低下。

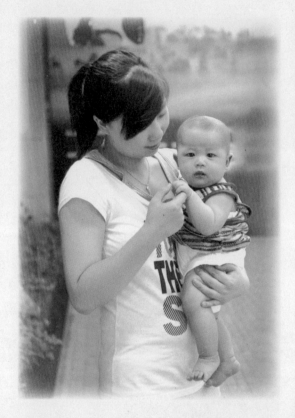

小贴士

1岁多的宝宝外出可以选择的地方就相对多了，但是如果让宝宝长时间自己走路，宝宝的体力会吃不消，如果让爸爸妈妈一直抱着也很辛苦，所以选择婴儿车外出就方便得多，但是需要注意选择路面平整的地方。外出时间以1~2小时为宜，不要让宝宝太兴奋，这会使体力消耗过大。

宝宝外出不感冒的秘籍

很多爸爸妈妈都是在老家以外的地方工作，休假的时候要带宝宝回老家看一看，那么就要注意照顾宝宝，不要让宝宝感冒。

●一定要穿上贴身棉内衣●

柔软的棉内衣不仅可以吸汗，而且能让空气保留在皮肤周围，阻断体热流失，使宝宝不易受凉生病。

●不要穿得太多●

如果穿得太多，宝宝一旦活动便会出汗不止，衣服被汗液浸透，反而容易着凉。6个月以内的宝宝在寒冷天外出时还是应该注意多穿衣。判断宝宝穿得多少是否合适，可经常摸摸他的颈后部，只要温度适中就说明他的身体是暖和的。

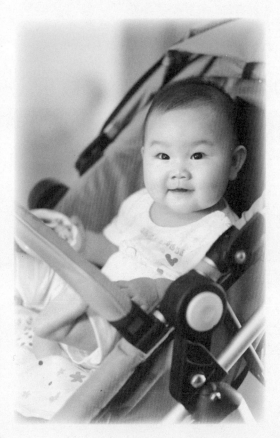

●穿一件轻薄的小棉服●

棉服既挡风又保暖，要比多穿几件衣服都御寒，而且使宝宝活动起来灵巧方便。而其他材质的外衣由于没有较多吸收容纳暖空气的空间，挡风尚还可以，但御寒保暖就比小棉服差多了。

●保持宝宝的袜子干爽●

袜子潮湿会使宝宝的脚底发凉，反射性地引起呼吸道抵抗力下降而易患感冒。宝宝一生下来就要穿袜子，在冬天应选用纯羊毛或纯棉质地并对脚部皮肤有养护作用的袜子。

●鞋子面料的保暖性要好●

鞋子稍稍宽松一些，质地为全棉，穿起来很柔软，这样，鞋子里就会储留较多的静止空气而具有良好的保暖性。

🔍 宝宝外出晒太阳

空气、阳光是大自然的恩赐，充分利用空气、阳光锻炼身体，能增强宝宝对外界环境变化的适应能力，增强体质，提高抗病能力。

●补充维生素D_3●

无论春夏秋冬，只要是风和日丽的天气，宝宝都可以在室外多晒太阳，享受阳光的直接照射。阳光中紫外线的直接照射，能使人体皮肤中的维生素D_3转变成维生素D，而维生素D_3是维生素D的主要来源，最重要的是维生素D是促进宝宝体内钙质吸收的营养物质，而一旦宝宝缺钙较重就会导致佝偻病。

●夏、冬季节晒太阳●

给宝宝晒太阳也有一些注意事项。夏季可在户外阴凉处睡眠和活动，应在风小的地方晒太阳，能暴露出皮肤的部位尽量多暴露，但不要使宝宝受凉。冬季可先在室内开窗，待宝宝习惯较冷空气后，再到户外。从每次2～3分钟逐渐增加到0.5～1.5小时，每天1～2次。夏天宜在上午10时前、下午4时后，冬季可在上午9时后到下午5时前，时间宜相对固定，形成习惯。

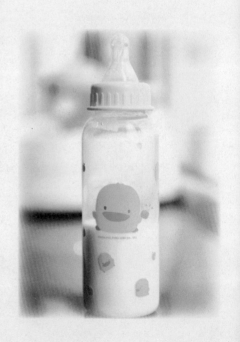

●充分的准备●

如果带宝宝外出，要注意把纸尿裤、配方奶、奶瓶等必备的东西带好。另外，还要注意天气的变化，根据天气随时安排或更改出行计划，并为宝宝的出行做好应对天气变化的防护准备，及时给宝宝增减衣物，这样做可以减少许多不必要的麻烦。

💡 户外活动的注意事项

可以带宝宝到一些人多的地方，接触更多的人，但要避开流感等传染病流行期，避免接触带有传染病毒的大人和宝宝。还可以试着让宝宝练习一下新学的走路的动作。

● 保证宝宝的户外活动 ●

可以为他找些同龄小伙伴，增加他活动的积极性。活动得越多，接触的人越多，越能增强他对新事物的接受能力，而且更有利于身体活动能力，社交智能以及听觉器官、视觉器官等各种感觉器官的发展，也为今后站立、行走打下了基础。

另外，也可以经常抱宝宝到户外做一些空气浴、日光浴，或者循序渐进地进行冷水浴，这对增强宝宝的身体素质也很有好处。除冬季外，每天应有至少2小时的室外活动。

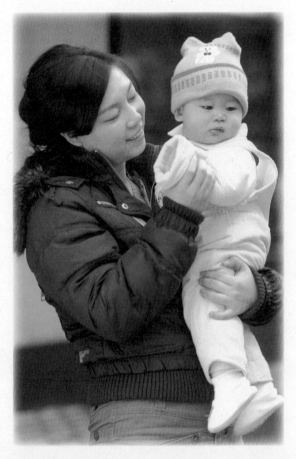

小贴士

带宝宝晒太阳时，不要让强烈的阳光直接照射到宝宝的眼睛，否则会影响宝宝眼睛的发育。尽量不要在风大的地方晒太阳，多数宝宝会在晒太阳的过程中睡着，要及时给宝宝添加被子和衣物，以免宝宝着凉。

💡防止宝宝被蚊虫叮咬

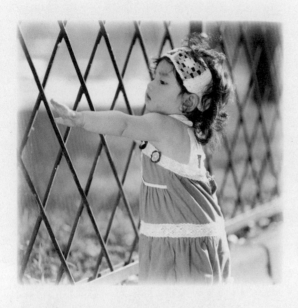

宝宝生性好动，夏天活动多就意味着出汗多，三甲胺不断地从汗中散发出来。蚊虫对此气味十分敏感，因此宝宝很容易遭蚊虫叮咬。

●防治对策●

1. 远离生活环境中蚊虫滋生的场所。

2. 给宝宝勤洗澡，以去除身上的汗味儿。不要让宝宝去草丛、潮湿的地方玩耍；外出时不要让身体暴露太多，在露出的皮肤上涂抹儿童专用的防蚊露。

3. 睡觉时在宝宝的小床上挂蚊帐，也可在室内使用电蚊香驱蚊。最好不要喷洒杀虫剂，必须使用时，先将宝宝抱到屋外，等家中的药味儿挥发散尽后再将宝宝抱回来。

4. 宝宝被蚊虫叮咬后，应给他剪短指甲，并告诉宝宝不要用手搔抓，避免抓破皮肤；可在局部涂抹止痒剂，如炉甘石洗剂、清凉油、风油精等。

●需送医院处理的情况●

1. 被毒蚊子、毛毛虫叮咬：

如果是被毒蚊子、毛毛虫咬到的话，这时候伤口可能会肿得很严重，或者很痒、很痛。要带他去儿童医院皮肤科就诊。

2. 被大黄蜂、毒蜂蜇伤：

如果宝宝是被大黄蜂、毒蜂蜇伤，可能会发生呼吸急促、痉挛等症状，会陷入极度危险的状态，要马上就医。

小贴士

如果宝宝继发感染，应该在医生的指导下进行局部及全身的抗感染治疗；如果是过敏性皮炎，可口服抗组胺药物，如氯苯那敏、苯海拉明等。必要时应该去医院就诊。

第二十二节 宝宝的辅食添加

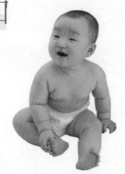

慢慢地就可以给宝宝添加辅食了，爸爸妈妈需要了解宝宝能吃哪些食物，不能吃哪些食物，同时要注意辅食种类的多样性与营养的均衡性。

💡 在哪些情况下要推迟给宝宝添加辅食

配方奶喂养的宝宝4个月就可以吃辅食了，母乳喂养的宝宝要等到6个月喂辅食，但是有些情况需要推迟喂辅食的时间，下面一起来看一下。

• 早产儿 •

因为早产儿的吸吮—吞咽—呼吸功能发育缓慢，所以应该相应地推迟添加辅食的时间，否则会造成消化不良，从而导致肠胃不适。

• 有家族性过敏史 •

即使妈妈将辅食做得再好吃，也避免不了宝宝出现呕吐、腹泻等过敏反应。此阶段宝宝的肠胃功能尚不够成熟，如果出现了过敏反应，就不要再喂可能引起宝宝过敏的食物了。食物过敏的几种表现是腹胀，嘴或肛门周围出现皮疹，腹泻，流鼻涕或流眼泪，以及异常不安或哭闹。若出现上述任何一种现象，都应停止添加该种食物，等宝宝大一点再喂食。

• 需要推迟添加的辅食 •

有些辅食应该推迟添加时间，有的甚至要推迟到1周岁以后，如蛋白、鲜牛奶、蜂蜜等。许多宝宝对蛋白或鲜牛奶过敏；而蜂蜜中含有肉毒杆菌，可能会导致宝宝食物中毒。因此，妈妈要观察宝宝对这些食物是否过敏，以免伤害到宝宝的身体。

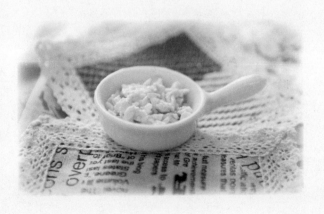

💡 给宝宝制作辅食的原则

年轻的爸爸妈妈可能不太会做饭，更别说给宝宝做辅食了，但是为了宝宝健康，就辛苦一些学做辅食吧。

•不宜吃精盐•

6个月左右的宝宝由于肾脏功能尚不完善，不宜吃精盐。宝宝摄取的钠元素主要来源有母乳或配方奶以及市售辅食和家庭自制食物。其中家庭自制食物用精盐如不控制好，会使宝宝摄入的钠增多，加重肾脏负担。

•及时更换辅食种类•

宝宝把喂到嘴里的泥糊状食物吐出来，或用舌尖把饭顶出来，用小手把饭勺打掉，或把头扭到一旁等，这些都表现出他拒绝吃这种辅食。爸爸妈妈要照顾宝宝的感受，不要强迫他吃。

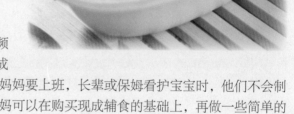

•辅食是购买还是自己做•

添加辅食的时间、品种、频率、食量，是自制还是购买现成的，都要具体情况具体分析。如果妈妈要上班，长辈或保姆看护宝宝时，他们不会制作辅食，自然应该购买现成的，妈妈可以在购买现成辅食的基础上，再做一些简单的辅食。

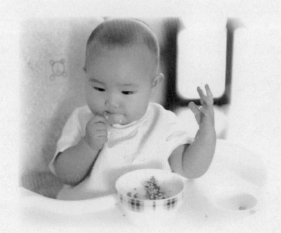

•逐渐培养宝宝自己吃饭的习惯•

6个月的宝宝已经能够独自坐着，这时就可以开始训练宝宝用手抓着吃食物。由于宝宝还不会咀嚼食物，所以应将宝宝的食物煮烂，切成小块，或是选择能在口中溶化的食物，如马铃薯、地瓜等。

过敏宝宝怎样添加辅食

由于环境污染、不喂母乳等原因，现在越来越多的宝宝有过敏现象。如果宝宝过敏就必须注意饮食，并且需要爸爸妈妈多费心记录下宝宝过敏的食物。

•为什么会食物过敏•

如果宝宝出现过敏反应的话，一般认为其主要致敏原是食物中的蛋白质。

例如，食用大豆时，大豆中所含有的蛋白质就会附着在血液中，而免疫物质就会将这种蛋白质判断为异物，并产生抗体来消灭抗原，结果就会出现湿疹、呼吸困难等过敏反应。

•引起过敏症状的食物•

容易引起过敏反应的食物以肉类、蛋类等高营养价值的食物居多。但是如果将此类食物去掉就会打破营养的均衡性。如果出现过敏症状，还是要去医院接受检查。爸爸妈妈要做好记录，以供诊断时参考。

1. 用了哪些种类的食材，怎样烹饪的。

2. 大约用了多少量。

3. 宝宝出现了什么症状。

•防止过敏的注意事项•

由于宝宝的肠胃功能不是很发达，所以应从4~6个月月龄开始添加辅食，先从粥、糊、汤等低致敏原的食物开始，也可以适当给宝宝吃点儿鱼、肉、豆腐等高蛋白质的食物。随着宝宝成长，宝宝的肠胃功能健全了，抵抗力也增强了，宝宝曾经出现过敏的症状也会得到改善。

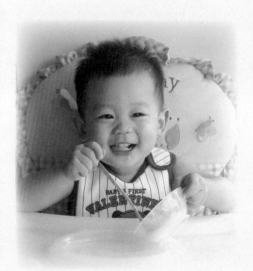

•防止过敏的喂养方法•

1. 在出生4个月后开始添加辅食。

2. 使用新鲜的食材。

3. 食材必须煮熟。

4. 新的食材要少量地一点点地尝试喂食。

5. 试食应以新鲜的辅食为主。

这样喂养宝宝不可取

年轻的爸爸妈妈可能不太会照顾宝宝，平时自己喜欢吃零食就给宝宝吃一些，这是大错特错的，宝宝的肠胃娇嫩，还消化不了大人的食物。

•不要给宝宝吃过多点心•

因为点心是甜品，很多宝宝都爱吃。点心的主要成分是糖类，这和粥、面食的成分是一样的，所以只要给宝宝吃米、面，就没有必要再给宝宝吃点心。

限制宝宝吃点心是因为点心含糖量多，会导致龋齿，大量吃点心还会影响食欲。为了培养宝宝良好的饮食习惯，也为了宝宝的健康，尽量少给宝宝吃点心。

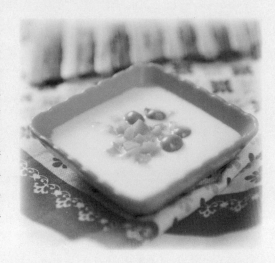

•辅食种类不要过于单调•

许多爸爸妈妈不重视宝宝食物种类的多样化和烹调方法，给宝宝的食物过于单一。

还有的爸爸妈妈每天将菜粉、鱼粉和肝粉拌在米粉中，使宝宝分辨不出不同食物的味道和质感，慢慢地宝宝不仅得不到全面的营养，还会产生厌食情绪，导致偏食。

所以妈妈在做菜的时候一定要变换花样，让宝宝养成吃各种食物的习惯。

•不要给宝宝吃刺激性强的食物•

不要给宝宝吃刺激性强的食物，如可乐、辣椒等，这样的食物对宝宝的神经系统有刺激作用，容易对神经系统的发育产生不良影响。

给宝宝喝营养粥

长时间给宝宝吃流质或泥状的食物，会使宝宝错过发展咀嚼能力的关键期，导致宝宝在咀嚼食物方面产生障碍。

• 宝宝专用粥 •

宝宝粥是宝宝最常用的辅食，粥里有一定数量的鱼、肉、蛋、猪肝、蔬菜、豆制品等。一提到粥，人们往往想到那些传统的素食粥，如大米粥、小米粥、玉米粥等，这些粥的主要成分是糖类，如果长期食用宝宝也能发胖，却是虚胖，抵抗力差，很容易生病。因此，在给宝宝做粥时，不要将普通粥和宝宝粥混淆，也就是说，做出的宝宝粥必须质量高、营养成分全面，有利于宝宝的生长和发育。

• 宝宝营养粥的原料搭配比例 •

为了达到宝宝膳食营养的平衡，制作宝宝粥的原料应该有一定的比例，如大米：肉类：蔬菜为3：2：1，即粥中肉类比蔬菜多1倍。例如：大米30克、瘦肉20克、青菜10克，这样就可以达到营养均衡的目的了。

• 喂宝宝喝营养粥的技巧 •

给宝宝喂粥也需要一定的技巧。刚开始喂的时候，宝宝常会用舌尖把食物推出口外，这是因为他还未学会如何用舌头来摄取固体食物，父母不要误认为他不肯吃，应该继续喂给他。经过几次训练，他就会习惯，不再用舌尖将食物推出。

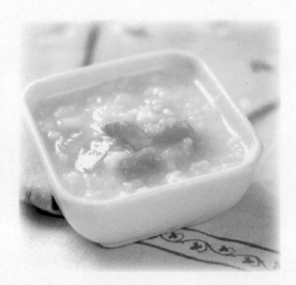

💡 吃辅食后仍需要喝奶

有些爸爸妈妈认为宝宝开始吃辅食了就不需要喝奶了，这是错误的想法。宝宝吃辅食以后仍要喝奶，而且还要喝到3岁，这样宝宝的身体才能棒棒的。

•这个时间段仍需喂乳品•

宝宝在这个时期不仅活动量大，新陈代谢也旺盛，所以必须保证充足的能量。喝一点儿母乳或者配方奶就能补充大量能量，还能补充大脑发育必需的脂肪，所以这个时期母乳和配方奶也是必需的。配方奶可喂到1岁，母乳的时间可以更长。建议母乳喂养可到2周岁。即使宝宝吃了辅食也不能忽视喂母乳，一天应喂母乳或者配方奶3~4次，共600~700毫升。

•饮食要点•

宝宝断奶后就少了一种优质蛋白质的来源，而宝宝生长偏偏需要蛋白质。除了给宝宝吃鱼、肉、蛋外，每天还一定要让他喝牛奶。牛奶是断奶后宝宝理想的蛋白质来源之一。

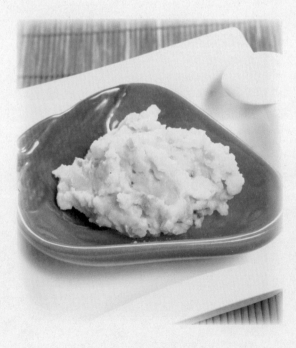

食物宜制作得细、软、烂、碎。因为1岁左右的宝宝只长出6~8颗牙齿，胃肠功能还未发育完善。而且食物种类要多样，这样才能使宝宝得到丰富均衡的营养。

增加进餐次数。宝宝的胃很小，可对于热量和营养的需要却相对很大，不能一餐吃得太多，最好的方法是每天进餐5~6次。

注重食物的色、香、味，增强宝宝进食的兴趣。可适当加些盐、醋、酱油，但不要加味精、人工色素、辣椒、八角等调味品。

为宝宝营造良好的进餐环境，这样有助于增强宝宝的食欲，并可促进他对食物的正确选择。

💡 这些饮食应尽量避免

　　合理而科学地为宝宝进补一些对大脑有益的食物会帮助宝宝大脑的发育与成长。如果不注意对食物的挑选，宝宝喜欢吃什么就给他吃什么，反而有可能摄入一些对大脑发育有损害的食物。

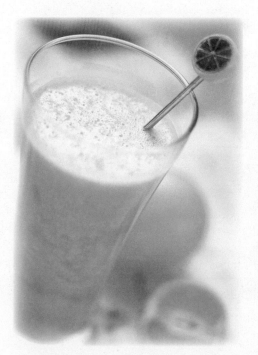

• 不宜以饮料代替白开水 •

　　夏季宝宝以喝白开水为宜，饮法采取少量多次，不宜多喝饮料。虽然市场出售的饮料味道爽口，夏季饮用方便，但是不能把它作为宝宝的水分补给品，更不能作为牛奶替代品食用。

• 不宜吃含过氧化脂质的食物 •

　　过氧化脂质会导致大脑早衰或者痴呆，直接损伤大脑的发育。熏鱼、腊肉等因为曾经在200℃以上的油里煎炸，或者长时间暴晒，都含有较多的过氧化脂质，妈妈应尽量避免给宝宝食用。

• 膨化食品应少吃 •

　　膨化食品香、酥、脆、甜，是宝宝喜爱的零食。市场上的膨化小食品种类很多，而且价格便宜，但妈妈尽量不要买来给宝宝吃。因为膨化食品中含有危害人体健康的毒素——铅。

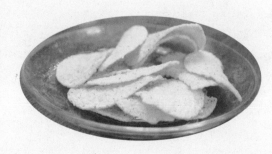

💡 宝宝辅食食谱

宝宝越来越大，吃的辅食就越来越复杂。耐心学习给宝宝做辅食吧，宝宝吃得健康，妈妈也能更安心。

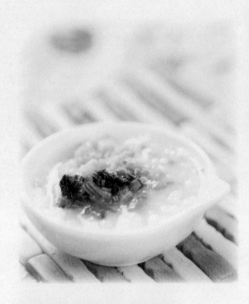

鸡肉蔬菜粥

材料准备

粳米粥2小勺，鸡胸脯肉10克，菠菜10克，胡萝卜5克，鸡肉汤汁2/3杯。

做法

1. 将鸡胸脯肉用水煮，撇去汤里的油，保留汤汁备用，取鸡胸脯肉切成小粒。
2. 洗净菠菜，取菜叶部分用沸水焯一下，再切碎。
3. 将胡萝卜削皮后洗净，切成小粒。
4. 把粳米粥、胡萝卜粒和鸡肉汤汁放入锅里煮。
5. 煮开后调小火，将上述材料放入锅里边搅边煮，一直煮到粳米粥烂熟为止。

鳕鱼冬菇粥

材料准备

粳米粥2小勺，鳕鱼20克，冬菇10克，洋葱5克，牛肉汤汁2/3杯。

做法

1. 将鳕鱼洗净后蒸熟，去掉鱼刺，只取鱼肉部分，再切成小颗粒备用。
2. 冬菇只取茎部，洗净后再用沸水焯一下，切成粒状。
3. 将洋葱剥皮后洗净，切碎。把洋葱碎末儿、牛肉汤汁放入锅里用大火煮。
4. 当水烧开后转小火，将鳕鱼肉、冬菇粒放入锅里边搅边煮，一直到洋葱煮熟后，再加入粳米粥一同煮即可。

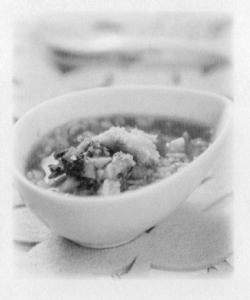

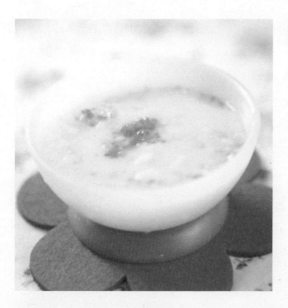

胡萝卜甜粥

材料准备
粳米2小勺，清水120毫升，切碎过滤的胡萝卜汁1小勺。

做法
1. 把粳米洗干净用水泡1~2小时，然后放入锅里用小火煮40~50分钟至烂熟。
2. 加入胡萝卜汁，再煮10分钟左右即可。

粳米牛肉粥

材料准备
粳米粥2勺，牛肉10克，洋葱5克，牛肉汤汁3/4杯。

做法
1. 将牛肉用冷水洗净后再用干净的布擦净，然后切成小粒。
2. 将洋葱削皮后洗净，切成小粒备用。
3. 把牛肉放锅里炒，炒到半熟为止，取其汤汁备用。
4. 把粳米粥、洋葱粒、牛肉汤汁一起放入锅里用大火煮。当水开始沸腾后把火调小，煮到粳米粥烂熟为止，然后熄火。

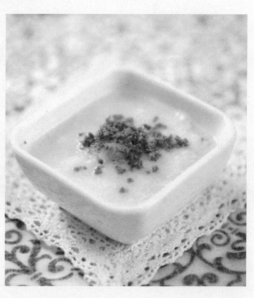

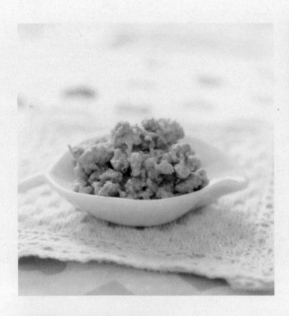

猪肉泥

材料准备

猪肉30克，精盐少许。

做法

1. 将猪肉放入加有少许水的锅里煮5分钟取出，剁成细末儿。
2. 将猪肉末放入料理机中搅成泥状。
3. 加精盐和调料之后可以直接烹饪后食用，也可以放在粥里或者加蔬菜泥一起烹饪后食用。

鱼肉泥

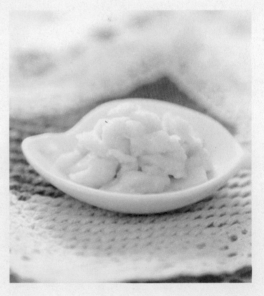

材料准备

鲜鱼50克，精盐适量。

做法

1. 将鲜鱼洗净，去鳞、去内脏。
2. 将收拾好的鲜鱼切成小块后放入水里加少量精盐一起煮。
3. 将鱼去皮、刺，研碎，用汤勺挤压成泥状，还可将鱼泥加入稀粥中一起喂食。

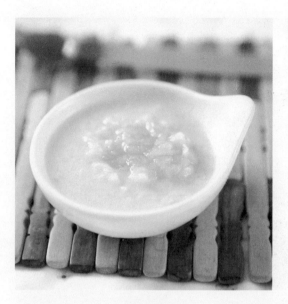

鸡肉末儿碎菜粥

材料准备

粳米粥1/2碗，鸡肉末儿1/2大匙，碎青菜1大匙，植物油少许。

做法

1. 将锅置火上，放入少许植物油，烧热，将鸡肉末儿放入锅内快炒。
2. 将碎青菜也放进鸡肉末儿中一起炒，炒熟后再放入粳米粥里煮开即可。

双花稀粥

材料准备

粳米40克，菜花、西蓝花各15克，黑木耳10克，鸡蛋1个。

做法

1. 将菜花、西蓝花、黑木耳切成碎末儿，鸡蛋搅成糊。
2. 将锅置火上，粳米和清水放入锅里，煮沸后调小火煮稠；慢慢加入蛋糊，边加边搅。再加入菜花、西蓝花、黑木耳继续煮烂即可。

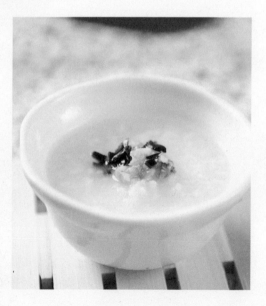

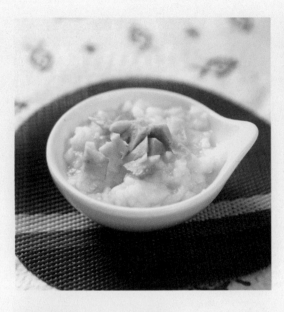

芋头稠粥

材料准备
芋头1/2个，肉汤1大匙，酱油及精盐各少许，大米饭1/2碗。

做法
1. 将芋头去皮，切成小块，用盐腌一下再洗净。
2. 锅置火上，将芋头炖烂，用匙子碾碎。
3. 将芋头、肉汤和大米饭一同放入锅里煮，边搅边煮，煮至黏稠后加酱油调味即可。

八宝粥

材料准备
大米20克，葡萄干、花生米、红枣、绿豆各5克。

做法
1. 将已泡好的大米入锅蒸熟，备用。将葡萄干、花生米捣碎。
2. 将泡好的绿豆蒸熟。
3. 将已准备好的葡萄干、花生米、红枣和水一起放入锅里煮，当水开始沸腾后把火调小，再把蒸过的大米饭和蒸熟的绿豆放入锅里边搅边煮。

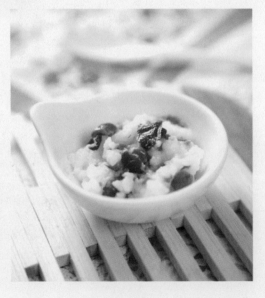

第二十三节 让宝宝健康快乐地生活

为了宝宝能够健康快乐地成长，爸爸妈妈需要注意很多细节，如常给宝宝吃鸡蛋和水果，不过度清洁宝宝的日常环境，慎用抗生素，等等。

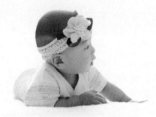

💡 宝宝看电视有哪些禁忌

不是一定不可以让宝宝看电视，但是因为宝宝还小，看电视的时间不能过长，不要贪图省事，认为宝宝看电视的时候最听话，就让宝宝一直看，这样容易伤害宝宝的眼睛。

•忌时间过长•

学龄前宝宝每天看电视的时间最好控制在40分钟之内。一次收看的时间不超过30分钟。

宝宝如果迷恋上看电视，只对电视节目感兴趣，就可能对周围的事物漠不关心，性格变得孤僻，严重的可出现反常的心理状态。

•忌距离过近•

一般来说，看电视时，把宝宝的座位安放在距离电视机2.5～4米处为宜。

•忌音量过高•

长时间在较高音量的刺激下，不仅容易使听觉的感受性降低，而且容易导致视觉等感受性下降。

•忌光线过暗•

晚上和宝宝一起看电视时，不要把照明灯都关闭，在电视机后方安上一盏小黄灯，可起到保护视力的作用。

•忌边吃边看或饭后即看•

边看电视边吃东西，容易加重宝宝的消化负担，影响消化功能。长期如此，还易养成吃零食的不良习惯。饭后，让宝宝轻微活动一会儿后，再看电视为宜。

💡 宝宝的成长需要鸡蛋

鸡蛋中的脂肪大多集中在蛋黄中，并且以不饱和脂肪酸为主，呈乳融状，易被宝宝吸收。鸡蛋还含有大量的卵磷脂和脑磷脂，可以促进宝宝脑部的开发，促进宝宝的发育。

● 鸡蛋的益处 ●

鸡蛋中有丰富的钙、磷、铁和维生素A，B族维生素也很丰富，还含有其他多种人体必需的维生素和微量元素，是良好的补品。其所含脂肪，呈乳化状态存在于蛋黄中，极易被消化和吸收；其所含的卵磷脂、卵黄素等，对人体神经系统的生长和发育有很大补益；其所含的蛋白质质量较高，其中卵白蛋白及卵黄磷蛋白都是蛋白质家族中的上品，卵球蛋白是婴幼儿生长和发育的必需品；鸡蛋中的铁、钙还是造血、长骨的必需品。

● 用鸡蛋制作的饮食 ●

肉蛋豆腐粥

材料准备

粳米30克，瘦猪肉25克，豆腐15克，鸡蛋1/2个，精盐少许。

做法

1. 将瘦猪肉剁成泥，豆腐研碎，鸡蛋去壳，取一半蛋液搅散。
2. 将粳米淘洗净，酌加清水，小火煨至八成熟时下肉泥，续煮至粥成肉熟。
3. 将豆腐、蛋液倒入肉粥中，大火煮至蛋熟，调入精盐即可。

蛋黄粥

材料准备

粳米适量，肉汤（或鱼汤、菜汤）适量，熟鸡蛋黄1/4个。

做法

1. 当煮大人饭时，放粳米及水在煲内，用汤勺在中心挖一个洞，使中心多些水。煮成饭后，中心的粳米便成软饭，把适量的软饭搓成糊状。把适量的汤滤去渣，如鱼汤要特别小心，以防混有小骨刺。
2. 除去汤里面的油，把汤及饭糊放入小煲内煲滚，用小火煲成稀糊状，放入极少量的精盐调味，然后放下1/4个熟鸡蛋黄（要搓成蓉）搅匀煮滚，盛入碗中。待温度适合时，便可喂宝宝。

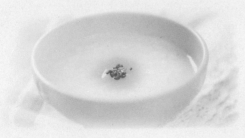

🔅 宝宝要常吃水果

给这个阶段的宝宝喂食应该注意多样化，水果也是必不可少的。可以将苹果、桃、梨等切成小薄片，然后让宝宝自己拿着吃。至于香蕉、葡萄或者橘子可以去皮后让宝宝整个儿拿着吃。

• 吃水果的益处 •

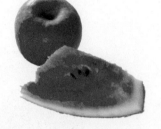

水果中富含各种营养物质和抗氧化剂，不仅能够补充宝宝成长所需的营养，还能够降低宝宝长大后患某些癌症的概率。科学研究发现，摄入水果量越多的宝宝，越不容易得癌症。

🔅 不要给宝宝穿开裆裤

尽量不要给宝宝穿开裆裤，否则会使宝宝的下体感染细菌。如果外出就多带几条裤子备用，或者给宝宝穿纸尿裤。

• 应该给宝宝穿封裆裤 •

宝宝快1岁的时候，活动量和活动范围更大了。该不该给宝宝穿封裆裤呢？一般长辈认为宝宝穿开裆裤，可以自己蹲下排尿，有利于进行排泄训练。但妈妈们认为穿开裆裤不利于个人卫生，容易沾染细菌。其实应该给宝宝穿封裆裤，这样不仅卫生，也利于预防宝宝的生殖器官受到伤害。若是女宝宝则应更早地穿封裆裤。

小贴士

宝宝处于生长期，对自己的身体充满好奇，穿开裆裤的宝宝，可能会伸手碰触生殖器官，容易感染细菌、病毒，难免会患病。

不管是男宝宝还是女宝宝，在平时活动中，都可能坐在地上或跌倒，这样很容易使宝宝的生殖器官损伤。除了这些外力损伤，穿开裆裤的宝宝还面临着泌尿系统疾病，开裆裤使得生殖器官与外面的环境接触，容易让许多宝宝患上了偏成人化的疾病，尤其是女宝宝。

💡培养宝宝良好的行为习惯

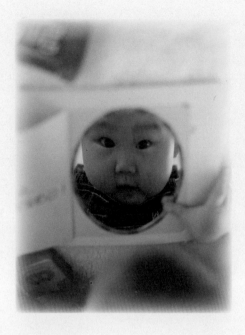

对宝宝而言，父母进行的家庭教育主要是帮助他养成良好的生活习惯。宝宝的生活习惯规律，妈妈在照顾他的时候就可以省时、省力、省心，而宝宝自己获益更大，因为这些好习惯能让他终身受益。

●认识自己●

每天抱宝宝照镜子2~3次，让他认识自己。边看边告诉他镜中人是谁，如"这是宝宝""这是妈妈"等。还可给他戴上颜色鲜艳的帽子，好看的围巾、头花等。

●交往●

继续让宝宝多与人交往，培养他善于理解、善于和人沟通的品格。

●饮食习惯●

好好吃饭的重要性不仅在于填饱肚子，补充身体必需的营养，还在于增强宝宝的生活自理能力。可以说，好的饮食习惯造就好胃口，好胃口成就宝宝的好身体。

●睡眠习惯●

让宝宝自己睡对他的身心健康好处多多。一方面，自己睡，宝宝不必再受爸爸妈妈的"夹板气"，也防止因爸爸妈妈不小心而压伤宝宝；另一方面，自己睡还有助于培养宝宝独立的人格和意识。

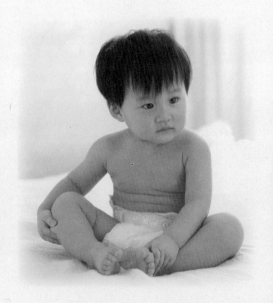

过度清洁不利于宝宝的健康

有些爸爸妈妈过于紧张，认为宝宝用的东西必须安全无污染，宝宝摸过的东西也要保证是非常干净的，其实这并不一定是有利于健康的。让宝宝长期在无菌环境下成长，一旦被细菌侵蚀，宝宝将毫无抵抗力。

• 无菌环境不利于宝宝成长 •

很多父母都想要给宝宝创造一个无菌的干净环境，家中需要清洁，但不是无菌。无菌的家庭环境会因正常细菌过少，破坏了人体免疫系统正常的刺激过程。家长也不要过于认真地消毒宝宝的奶瓶和用具；母乳喂养前不要过于认真地擦洗乳房；不要每天过于认真地给宝宝清洁皮肤，建议每天给宝宝洗澡，但是不建议每次洗澡都使用沐浴露，对于皮肤干燥的宝宝可以选择植物性的润肤露。

• 家居环境不可过度使用消毒液 •

过度消毒会导致在生活环境中细菌明显减少，对人体免疫刺激不足，让宝宝非常容易生病，特别是病毒感染所致疾病。正常细菌刺激减少，还会导致免疫失衡，出现更多免疫系统疾病，比如糖尿病、类风湿病等。家中经常使用消毒剂不仅会影响常态中的微生态平衡，而且会"磨炼"出抗消毒剂的耐药细菌，导致微生态环境失调和超级细菌的产生。

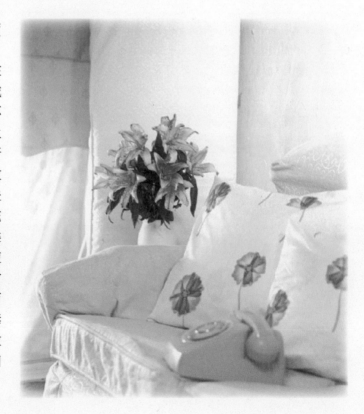

💡 宝宝缺钙的危害

宝宝缺乏钙质会导致佝偻病，其主要表现是骨骼钙化不全，出现肋骨外翻、鸡胸以及罗圈腿等胸廓和下肢畸形。缺钙还会引起宝宝烦躁不安、夜惊多汗，严重时会导致肌肉过度兴奋，引起肌肉痉挛。

●出牙不齐●

牙齿是人体高度钙化、硬度很高、能够抵抗咀嚼的磨损、咬硬脆食物的器官。如果缺钙，牙床内质没达到足够的坚硬程度，会给以后的生活带来很大的麻烦。并且宝宝在牙齿发育过程中缺钙，可能导致牙齿排列参差不齐或上下牙不对缝、咬合不正、牙齿松动、容易崩折、过早脱落。牙齿受损就不能再修复了。

●厌食偏食●

统计表明，现在儿童厌食偏食发病率平均高达40%以上，且多发于正处于生长和发育旺盛期的宝宝。钙控制着各种营养素穿透细胞膜的能力，因此也控制着吸收营养素的能力。人体消化液中含有大量的钙，如果钙元素没有得到及时的补充，容易导致食欲缺乏、智力低下、免疫功能下降等。

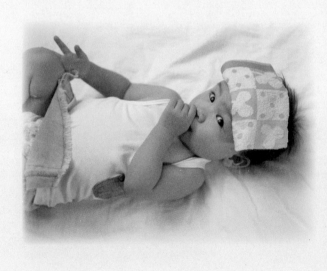

●多汗●

宝宝经常会出现睡着以后枕部出汗的情况。即使气温不高，也会出汗，并伴有夜间啼哭、惊叫。哭后出汗更明显，还可看到部分宝宝枕后头发稀少。虽然是小毛病，但应引起重视，这是宝宝缺钙的警报。机体缺钙时还会引起一系列神经精神症状，因此精神状况不佳首先应该考虑是体内缺钙，要及早补钙。

💡 不要让宝宝伤了自己

婴幼儿时期的宝宝，时常会因为无意识的活动、兴奋、闹情绪或身体某处不舒服而出现不自主的自我伤害。为了防止宝宝出现这种情况，应采取一些措施，避免宝宝自我伤害。

•安全防范措施•

要注意经常把宝宝的指甲剪短磨圆，以防宝宝无意识地挠抓，抓破自己的皮肤，或是抓破已有的伤口，引起感染。当然，除了这些之外，生活中宝宝伤害自己的行为还有很多，因为宝宝懵懂无知，不知道保护自己，所以需要父母格外细心地对宝宝进行监护，别让他们伤害了自己。

•需送医院处理的情况•

❗ 当宝宝的头部或眼睛周围被割伤时

头部和眼睛是人体的重要部位，当发生意外时，需要第一时间带宝宝去医院就诊。

❗ 伤口有异物时

如果尖锐物或者是玻璃碎片遗留在伤口里，宝宝会觉得非常疼痛，若异物在伤口表面父母可以将其取出，并带宝宝去医院，询问医生是否需要打破伤风针。

当父母无法自行将伤口中的异物取出时，不要强行进行，要立即带宝宝去医院外科就诊。

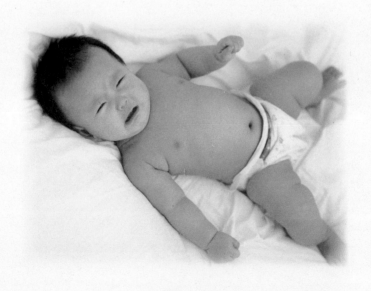

🔅 宝宝慎用抗生素

给宝宝进行抗菌治疗要谨慎，不能盲目信赖抗生素，即使感染也不要自作主张，随意购买抗生素治疗，滥用抗生素往往是宝宝久治不愈的罪魁祸首。

•抗生素会降低免疫力•

抗生素，尤其是广谱抗生素，能杀死所有的细菌，包括人体内原有的有益菌，从而在治病的同时导致机体功能失调。长期或大剂量使用广谱抗生素，由于体内敏感细菌被杀死，使其抑制的细菌以及真菌趁机大量繁殖，会引起菌群失调而二次致病。

•两种疾病无须使用抗生素•

ⓘ 伤风感冒

感冒是3岁以下小儿最常见的疾病，占各级医院儿科门诊就医人数的首位。治感冒不宜使用抗生素的主要理由有：

1. 感冒的病原体90%以上是病毒，其中鼻病毒、冠状病毒占60%，抗生素对病毒无效。

2. 研究表明，抗生素既不能改变感冒的病程和转归，也不能有效地预防普通感冒的并发症。

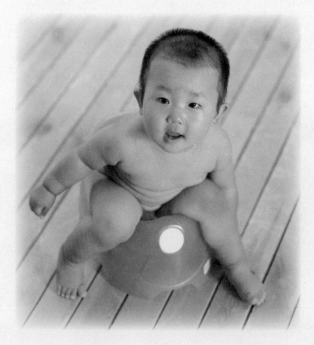

ⓘ 婴幼儿秋冬季腹泻

秋冬季腹泻，顾名思义是指在每年10~12月份这个时期发生的腹泻，发病年龄以0.5~3岁最多见。本病的病原体是轮状病毒。在临床上有三大特征，即感冒、呕吐、腹泻。国内调查结果显示，治疗秋冬季腹泻抗生素使用率高达50%~70%，可见滥用抗生药物现象较为普遍。

💡宝宝笑笑更健康

随着宝宝的成长与发育，宝宝会出现发笑反应，一看到家人熟悉的面孔或新奇的画片与玩具时，就会高兴地笑起来，嘴里呵呵地叫，又抡胳膊又蹬腿，可谓手舞足蹈。

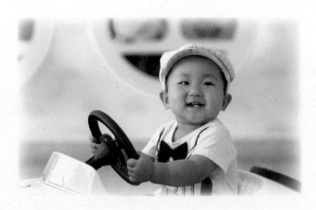

•笑是宝宝智慧的曙光•

天真快乐的笑应该是宝宝与他人交往的第一步，不但在宝宝精神发育方面是一次飞跃，对宝宝大脑发育也是一种良性刺激，被誉为智慧的一缕曙光。父母多与宝宝接触、玩耍是促使其早笑、多笑的一大妙招。

•笑是宝宝健康的保障•

发自内心的笑对宝宝的身心很有好处，能刺激呼吸系统和血液循环，预防感冒等许多病症的发生；还能缓解紧张情绪，提高抗病激素水平，增强免疫系统功能。笑可以促进宝宝心灵的发展，让他对周围变化繁复的世界有足够的抵御能力。

•笑是宝宝最好的运动•

生命离不开运动，宝宝的发育同样如此。可宝宝不同于成人，他们的活动能力很有限。如何运动呢？不妨促使其发笑。

小贴士

逗宝宝发笑也是一门学问，需要把握好时机、强度与方法。不是任何时候都可以逗宝宝发笑的，如进食时逗笑容易导致食物误入气管引发呛咳甚至窒息。另外，逗笑要适度，过度大笑可能使婴幼儿发生意外。

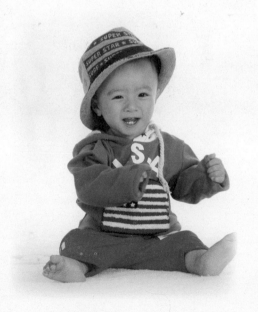

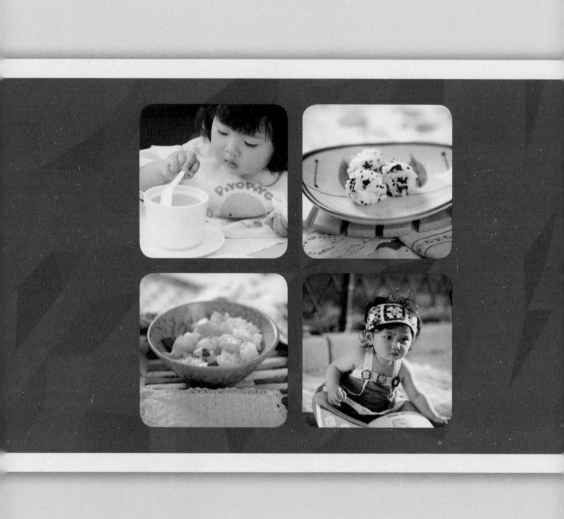

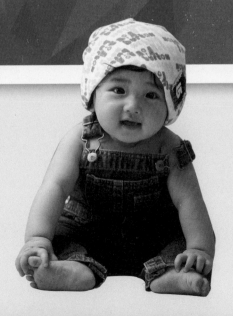

PART 2

1岁~1.5岁
快速成长的关键期

第一节 日常护理指南

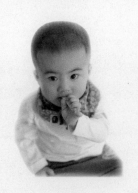

这个阶段宝宝的日常护理，离不开相关习惯的培养，如穿衣、睡觉、口腔护理、排便等，爸爸妈妈要使宝宝将其"外化于行、内化于心"。

💡 穿衣护理

•衣着样式•

宝宝的衣服要便于穿脱，不宜有许多带子、纽襻和扣子，因为此阶段可以逐渐培养宝宝自己穿、脱衣服。一般一件衣服上有2~3颗大按扣即可，容易穿脱。另外，上衣要稍长，但不宜过于肥大、过长，使宝宝活动不便，当然也不能太瘦小，影响四肢伸展。衣领不宜太高、太紧，最好穿背带裤，女孩不宜穿过长的连衣裙，最好穿儿童短裤，以免活动时摔跤引起事故。

•打扮•

宝宝不宜烫发和化妆，因为烫发和化妆会对宝宝的头发和皮肤造成一定伤害；不宜男扮女装或女扮男装，因为这样容易导致性别颠倒；不宜穿紧腿裤，或过于贵重、精致的服装，这样的服装对宝宝的身心发育都不利。

•鞋子•

最好给宝宝选购稍大且平底的方口鞋或高腰鞋，这样的鞋子适合此时期的宝宝穿着，因为宝宝正处于发育旺盛的时期，一旦鞋子小了就应马上换新鞋。到了2岁左右，不穿高腰鞋也行，可穿合适的普通球鞋。

•穿衣、脱衣能力和习惯的培养•

在教宝宝穿衣、脱衣时，要给宝宝仔细讲解每一个动作，如脱衣，要先让宝宝把一只手放在背后，使宝宝用另一只手抓住此只手的袖子向下拉即可。

1岁以后的宝宝会抓起帽子戴在头上，但还要两个月后才能戴正。宝宝在学穿鞋时开始可能分不清左右，家长要反复示范，一定要仔细、耐心、循序渐进地教，这样才能达到预期的效果，使宝宝逐渐学会自己穿脱衣物。

💡 保证宝宝的睡眠质量

当走进宝宝的房间时，如果闻到一种怪味，这可能是由室内长时间不通风导致二氧化碳增多、氧气减少所引起的。在这种污浊的空气中生活和睡觉，对宝宝的生长发育大为不利。开窗不仅可以交换室内外的空气，提高室内氧气的含量，调节温度，还可增强宝宝对外界环境的适应能力和抗病能力。

宝宝的新陈代谢和各种活动都需要充足的氧气，年龄越小新陈代谢越旺盛，对氧气的需要量也越大。因为宝宝户外活动少，呼吸新鲜空气的机会也少，所以应经常开窗，增加氧气的吸入量。宝宝在氧气充足的环境中睡觉，入睡快、睡得沉，也有利于脑神经得到充分休息。

开窗睡觉时，不要让风直吹到宝宝，若床正对窗户，应用窗帘挡一下以改变风向。总之，不要使室内的温度过低，室内温度以18~22℃为宜。

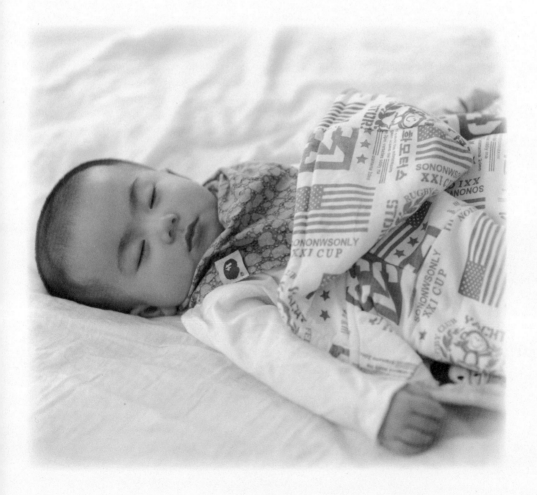

🔘 帮宝宝养成讲究口腔卫生的习惯

父母都不希望宝宝患龋齿，但怎样做才能避免宝宝患龋齿呢？其实龋齿的发生与口腔卫生有着十分密切的关系，父母应了解刷牙的重要性和正确的刷牙方法，早早对宝宝进行口腔卫生的启蒙教育及刷牙习惯的培养。宝宝自出生6个月左右开始长出乳牙，到2岁6个月左右乳牙全部长齐，共计20颗牙齿。由于这一时期宝宝对口腔卫生的意义不理解，所以，必须依靠父母做好口腔卫生保健。

2岁左右的宝宝应该由父母戴着指刷为其刷牙，稍大一点儿的宝宝可考虑用幼儿牙刷刷牙，每日最少刷2次，且饭后或食用甜食后应及时漱口。在进行口腔清洁时，父母应密切观察宝宝易患龋齿的部位，如后牙的咬合面及邻接面，上下前牙的牙缝处，如果邻面刷不到，可用牙线清洁。只有持之以恒，才能养成良好的口腔卫生习惯。

🔘 怎样确保宝宝在日光下的安全

虽然阳光和新鲜空气对宝宝的健康有帮助，但却不能让宝宝在日光下暴晒，以免晒伤。晒伤后不仅会引起疼痛，还会增加宝宝日后患皮肤癌的概率。因此，家长切忌在阳光最强烈的时候（通常在上午11点到下午3点）让宝宝到太阳底下活动。平时还可用专为儿童配制的防晒油保护宝宝的皮肤，这样可以有效地阻隔紫外线。对于长时间在户外活动的宝宝来说，要反复涂抹，尤其是游泳后。

家长可以劝告宝宝到阴凉的地方去玩，但要注意一些情况，如沙地、水面、水泥地面和玻璃表面，同样能反射太阳光。多云或阴天时，宝宝也有可能被晒伤，所以，在夏季，即使是阴天也要给宝宝用防晒油。

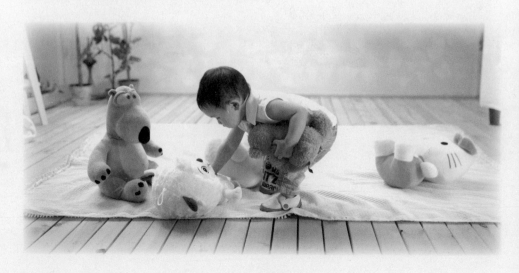

把握宝宝如厕训练的时机

要等到宝宝真正准备好再开始训练，这样，整个训练过程对父母和宝宝来说，才不会太痛苦。在决定训练如厕之前，最好对照一下基本清单，看看宝宝是不是已经准备好了。

宝宝真的准备好了吗	
1	排便有规律，大便柔软
2	能把裤子拉上拉下
3	模仿别人上厕所的习惯（喜欢看妈妈上厕所，想穿内裤）
4	排便的时候有反应，如会哼哼唧唧，蹲下或告诉妈妈
5	会说表示小便或大便的话，如尿尿、臭臭等
6	能够执行简单的指令，如"把玩具给我"
7	纸尿裤湿了或脏了之后，会把纸尿裤拉开，或跑过来告诉妈妈纸尿裤脏了
8	能爬到儿童马桶或成人马桶上
9	尿湿纸尿裤的时间间隔变长，至少3小时
10	会研究自己的身体器官

大小便训练

1岁以后宝宝一天小便10次左右。可以从1岁后培养宝宝主动表示要小便的习惯。妈妈首先应掌握宝宝排尿的规律、表情及相关的动作，如身体晃动、两脚交替等，发现后让宝宝坐盆，逐渐训练宝宝排尿前会表示，父母在宝宝每次主动表示以后都要给予积极的鼓励和表扬。

1岁以后，宝宝的大便次数一般为一天1~2次，有的宝宝两天1次。如果很规律，大便形状也正常，父母不必过虑，均属正常现象。每天应坚持训练宝宝定时坐盆排便，让他慢慢养成定时排便的习惯。

另外，此时期应该对宝宝进行"上厕所教育"。这种教育是为了帮助宝宝逐渐摆脱用纸尿裤解决大小便的问题。

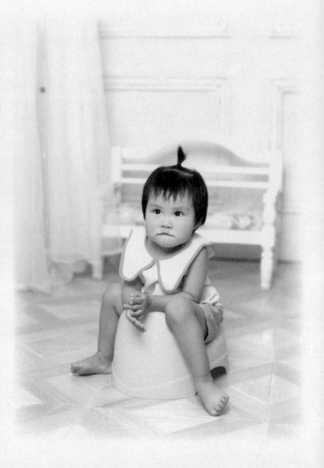

小贴士

教此时期的宝宝上厕所，要使用宝宝能听得懂的简单语言；用语言和动作教宝宝如何利用腹部肌肉的力量帮助排尿和排便；教宝宝用简单的语言表达上厕所的需求。每天可有2个小时不给宝宝穿纸尿裤，让宝宝自己走到便盆处排便。另外，要训练宝宝自己脱内裤排便等习惯。

🔅 防范问题玩具威胁儿童安全

•防范原因•

　　问题玩具存在着安全隐患，可能会在宝宝玩的过程中，刺伤宝宝的皮肤，造成窒息、夹伤手指和引起卫生隐患等问题。这些问题玩具，有可能成为导致宝宝意外伤害、威胁宝宝健康的"杀手"。

•安全防范措施•

　　参考一些书籍，找到各个年龄段应该准备的玩具，并且要严格按照玩具标注的年龄合理购买，尤其是对于3岁以下宝宝使用的玩具，《国家玩具安全技术规范》中规定了具体的指标，如果在购买时得以恰当地选择，相信宝宝一定会玩得非常开心。

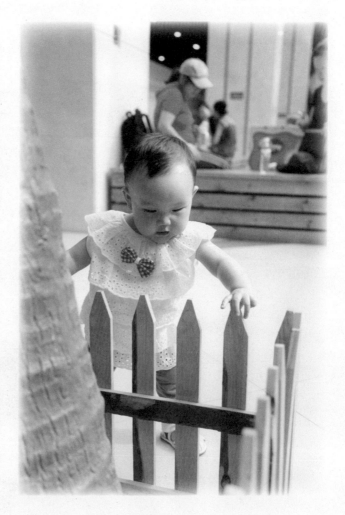

　　另外，不要给宝宝买一些可能引起危险的玩具，如大型的毛绒玩具，小型的玩具，如玻璃珠子、小积木等，弹射玩具、有尖锐棱角的玩具等。总之，父母要有一双慧眼，在购买玩具时，识别问题玩具，认真考虑每种玩具有可能给宝宝造成的危害，确定无害后再购买。

第二节 家庭保护与应对

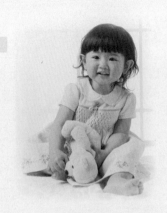

眼睛是心灵之窗。爸爸妈妈要从小做好宝宝视力的防护工作，注意培养宝宝良好的用眼习惯，使宝宝拥有一双明亮的眼睛。同时爸爸妈妈要时刻掌握宝宝的身体状况，若宝宝的身体出现问题，及时带宝宝去看医生。

💡 视觉保护

• 视觉保护的意义 •

婴幼儿时期是视觉发育的关键时期和可塑阶段，也是预防和治疗视觉异常的最佳时期。因此，积极做好预防与保护工作非常重要。

• 视觉保护的方法 •

宝宝居住、玩耍的房间最好是窗户较大、光线较足的房间，家具和墙壁最好是明亮的淡色，如粉色、奶油色等，使房间采光最佳。

如果自然光不足，可加用人工照明。人工照明最好选用日光灯，灯泡和日光灯管均应经常擦干净尘土，以免降低照明度。

看电视时尤其要注意宝宝的用眼卫生。宝宝此时可能会非常喜爱观看电视节目，但要注意，2周岁以内的宝宝不能看电视。如果一定要看，每周不能超过2次，每次不能超过10分钟，最好在座位的后面安装一个8瓦的小灯泡，可以减轻视力疲劳。

另外，看图书、画画时也应注意宝宝的用眼卫生。宝宝看图书、画画的坐姿要端正，书与眼的距离宜为33厘米，不能太近或太远，不能让宝宝躺着或坐车时看书，以免视力紧张、疲劳。

为了保护宝宝的视力，还要供给宝宝富含维生素A的食物，如肝、蛋黄、深色蔬菜和水果等，经常让宝宝进行户外游戏和体育锻炼，有利于消除视觉疲劳，促进视觉发育。

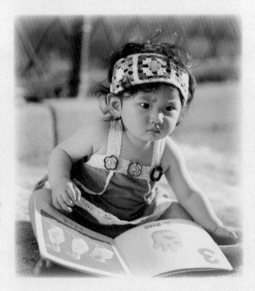

🔅 掌握带宝宝看医生的最佳时机

●咨询医生●

父母对于宝宝总有一种直觉，能够明确地说清楚宝宝是否健康。有时疾病发生在宝宝身上，只是行为有些不正常，例如不像平时一样吃饭，或是异常安静，或是异常狂躁。只有经常与宝宝待在一起的人才能发现这些迹象，这是发病的非特异征兆。

如果妈妈坚持认为宝宝生病了，就一定要去咨询医生，尤其是在出现一些可疑征兆时，更应该向医生咨询。

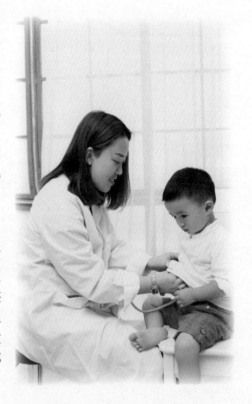

●具体方法●

如果宝宝的体温超过38℃，能看出宝宝明显发病，应该去看医生；如果体温超过39.4℃，即使看不出宝宝有什么发病的迹象，也要去看医生；如果宝宝发热时，体温忽高忽低，或伴有幼儿惊厥，或宝宝出现发冷、嗜睡、异常安静、四肢无力等症状，都应该抓紧时间看医生。

1	宝宝出现意外；当宝宝失去了知觉时，不论其时间多么短；宝宝外伤伤口较深，引起严重失血时；宝宝被动物或人咬伤时；眼睛受到物体挫伤时，都一定要抓紧时间看医生
2	如果宝宝出现恶心、昏迷或者头痛时，应及时看医生
3	如果宝宝出现呼吸困难，每次呼吸均可见肋骨明显内陷，要及时看医生
4	如果宝宝呕吐严重，持续过久或是呕吐量很大，一定要及时看医生

第三节 宝宝智力加油站

爸爸妈妈应该有意识地学习如何开发宝宝的各种能力了，如语言能力、思维能力、想象能力、运动能力、人际交往能力、生活自理能力等。

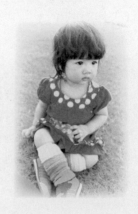

💡 宝宝开口说话要鼓励

通常，这个时候的宝宝可理解简短的语句，能理解和执行大人的简单命令；能够跟着大人的话语进行重复，谈话时会使用一些别人听不懂的话；经常说出的单词有20个左右，能理解的词语数量比能说出的要多得多；喜欢翻看图画书，并在上面指指点点；会对他看到的物体进行命名，如用"圆圆"称呼橘子等形状类似的东西。

爸爸妈妈在对宝宝进行语言教育时，除了要结合宝宝语言发育的规律，正确地教育引导宝宝向较高的语言水平发展外，还要鼓励宝宝开口说话。

•巧用心计，激发兴趣•

对于一些比较腼腆和内向的宝宝，爸爸妈妈应巧用心计，耐心引导，激发宝宝的兴趣，鼓励他开口说话。和宝宝一起做游戏时，爸爸妈妈可以在一旁不停地说"兔子跑，小马跑，宝宝跑不跑？"当宝宝反反复复听到"跑"字以后，慢慢地就会开口说"跑"字了。

•"延迟满足"训练法•

有的爸爸妈妈没等宝宝说话，就会将宝宝想要的东西送过来，使宝宝没有了说话的机会，久而久之，宝宝从用不着说到懒得说，最后就不开口讲话了。也就是说过分的照顾使宝宝错过了用言语表达需求的时机。

为了鼓励宝宝开口讲话，自己主动地表达需求，一定要和蔼、耐心地给他时间去反应，不要急于去完成任务。当宝宝要喝水时，必须先鼓励他说出"水"字来，然后再把水瓶或水碗给他。如果宝宝性子急，不肯开口说话，就应该适当地等待，爸爸妈妈"延迟满足"的训练是可以促使宝宝开口说话的。

宝宝数学思维开发

宝宝思维能力的发展，应该抓住关键期，这样才能更好地发展宝宝的智力，且对其以后的学习和生活很有帮助。

婴儿期是人类数学能力开始发展的重要时期。其中，1岁左右是宝宝掌握初级数概念的关键期，2岁半左右是宝宝计数能力发展的关键期，5岁左右是幼儿掌握数学概念、进行抽象运算以及开始形成综合数学能力的关键期。在学习数学时，宝宝可以学的东西很多很多，如排列、比较等。

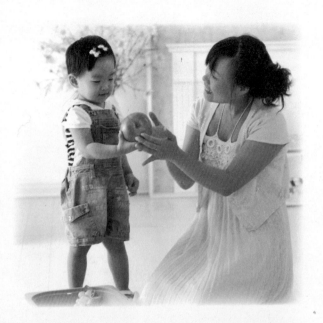

→ **教宝宝认识1和2**

适合月龄：1~1.5岁

游戏过程：开始教宝宝学数学时，可以让宝宝先学习用两个手指表示2，竖起拇指和食指表示要两块饼干或两块糖果。会摆两块积木表示2。可趁势让宝宝认数1和2。

游戏目的：让宝宝简单认知1、2，强化数的概念。

→ **几何图形在我家**

适合月龄：1~1.5岁

游戏过程：妈妈给宝宝展示一个几何图形，告诉宝宝图形的名字，让宝宝指认家里哪些东西的形状和这个图形一样。如果宝宝刚开始反应不够快，也不要着急，可以提示他一下，比如"黄黄的橘子是不是圆的呀？"

游戏目的：让宝宝认识笼统的几何图形。

宝宝想象力发展与训练

善于运用想象力的宝宝更容易在面对不同的选择时做出抉择，想象力能为他们提供更多想象活动的机会。

宝宝想象力的发展与他的年龄有着密切的关系。

假定给宝宝一个空盒子，1岁左右的宝宝首先想到用嘴咬，试图通过这种方式来探究空盒子的奥秘，他也可能将空盒子扔到地上，看盒子从空中直接冲向地面，然后在地面上滚动的情景，欣赏盒子掉落地面时发出的声音。并且，宝宝会一直尝试，一再地确认他所观察到的因果关系。

1岁半时	宝宝明白了盒子的用途，他可能会把一些小东西塞进盒子，当成他藏匿各种宝贝的仓库
2岁时	宝宝已经具备了足够的想象力，他会挖掘出盒子的一些新功能，比如把盒子当成帽子戴在头上
3岁以后	宝宝的想象力会获得突飞猛进的发展，这时他可能将一个简简单单的盒子想象成快艇、小动物的家、魔术盒，或者其他大人根本想都想不到的东西

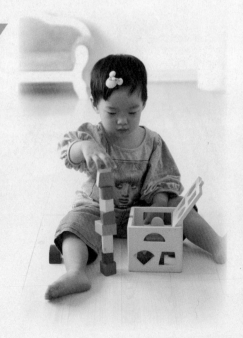

➞ 小熊的窝

适合月龄：1~1.5岁

游戏过程：让宝宝给小熊做一个窝，告诉他这个玩具房子需要装饰，带着他画画，然后把碎布给他，让他把窝整理得更舒服，然后让小熊住进去，或许宝宝有更多自己的创意。

游戏目的：在游戏的过程中，宝宝会学着模仿，重要的是宝宝已经开始运用自己的想象力进行创造了。

宝宝运动能力训练

1岁之后的宝宝，在动作能力上能用脚尖行走数步，脚跟可不着地；并且可以手扶楼梯栏杆熟练地上3阶以上。通常，1岁后的宝宝都能迈出第一步，在良好的训练下可走得很好。

• 训练宝宝独立走路 •

宝宝独立走路可不是一件轻而易举的事，走得好就更难了。在初练行走时，宝宝常不免有些胆怯，想迈步，又迈不开。爸爸妈妈应伸出双手做迎接的样子，宝宝才会大胆地跟跟跄跄走几步，然后赶快扑进爸爸妈妈怀里，非常高兴。

如果爸爸妈妈站得很远，宝宝因没有安全感而不敢向前迈步，这时就要靠近些给予协助。有时，宝宝迈开步子以后，仍不能走稳，好像醉汉左右摇晃，有时步履很慌忙、很僵硬，头向前，腿在后，步子不协调，常常跌倒，这时仍需爸爸妈妈细心照料。

总之，在这个阶段，应鼓励宝宝走路，创造条件，使宝宝安全地走来走去。尤其对那些胖小子和"小懒蛋"更该多加帮助，使他们早些学会走路。

学跳、学倒退走训练

让宝宝练双足跳，拖着玩具倒退走，或做"你来我退"的游戏，练习能较稳定且持续地倒退走。

跑步训练

训练宝宝跑步的能力，要多与宝宝玩捉迷藏的游戏。在追逐玩耍中有意识地让宝宝练习跑和停，渐渐地宝宝会在停之前放慢速度，使自己站稳。最后宝宝能放心地向前跑，不至于因速度快，头重脚轻而向前摔倒。

上台阶训练

如果宝宝行走比较自如，爸爸妈妈可有意识地让宝宝练习自己上台阶或楼梯，从较矮的台阶开始，让宝宝不扶人只扶物自己上，逐渐再训练下楼梯。

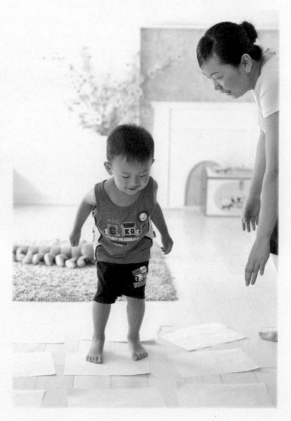

❗掷球训练

爸爸妈妈可以与宝宝一同掷球，并说："扔到我这边。"爸爸妈妈各站一边，宝宝站中间，让宝宝学向两个方向扔球。

➞ 小猫捡球

适合月龄：1～1.5岁

游戏过程：场地上放1块2米长的垫子，垫子一端放4个皮球和一个空的篮子，让宝宝扮成小猫坐在垫子的另一端，妈妈扮猫妈妈。游戏开始后，妈妈说："小猫快爬到前面把球捡起来吧。"接着让宝宝在垫子上朝前爬，宝宝捡起球便随手放在篮子里，而后再爬回来。

游戏目的：通过游戏，练习宝宝膝着地爬的动作并按指定方向爬。

•宝宝精细运动小游戏•

爸爸妈妈在生活及游戏中，要随时训练宝宝手部的精细动作，如拾积木、穿珠子、穿扣眼儿、拼板、串塑料管、捏泥塑等。爸爸妈妈要尽早训练宝宝左右手握、捏等精细动作。

➞ 和豆豆做游戏

适合月龄：1～1.5岁

游戏过程：把小碗装满五颜六色的豆子，妈妈教宝宝抓起满满的一把豆子，再把手松开，让豆子从宝宝的指缝间溜走，然后反复这样进行。妈妈可以一边进行游戏，一边说："红豆绿豆，吃了长肉。"让宝宝一边游戏，一边学着说歌谣。

游戏目的：锻炼宝宝手指抓握和释放能力，使宝宝的手指更加有力，帮助宝宝自如地控制手掌力量。

💡 宝宝人际交往能力培养

在宝宝社交能力发育和培养的过程中，往往会出现一种情况：宝宝在熟悉的环境里非常活跃，但在生疏环境中则会显得拘谨甚至胆怯。这是由于宝宝对外部环境缺乏足够的认知和心理准备，也就是说宝宝缺乏对环境的适应能力和早期的社交能力。

爸爸妈妈一定要注意这一点，尽量多给宝宝创造机会，锻炼宝宝的人际交往能力。

●有礼貌●

爸爸妈妈带宝宝见朋友时，要让宝宝对朋友说："阿姨好！"或"叔叔好！"走的时候爸爸妈妈要与宝宝一起对阿姨或叔叔挥挥手说"再见"。

这个训练是对宝宝进行人际交往中的礼貌教育。

●独自玩●

为宝宝准备他喜欢的玩具，如小汽车、积木、布娃娃、图片等。然后，在可以观察到的范围内，鼓励宝宝坐在地板或地毯上自己玩，这样会培养宝宝的独立性。

●分享食物与玩具●

指导宝宝用行动来表示友好，比如，告诉宝宝要把自己最喜欢的巧克力糖拿出来招待客人，或者让别人玩他心爱的玩具。有时，即使是让别人碰一碰自己喜欢的东西，也能体现宝宝的友好态度，爸爸妈妈应表示肯定和鼓励。

●不说粗话●

告诉宝宝对人一定要有礼貌，不可说粗话。有些粗话宝宝根本不懂得其本身的意思，听到别人说，觉得好玩就学说了出来。

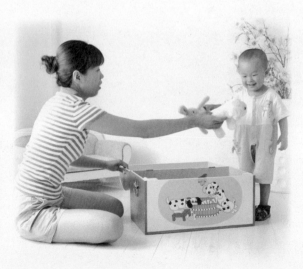

爸爸妈妈听到之后应及时制止，明确表示出不喜欢宝宝的这种举动，告诉他哪一句是对人不礼貌的话，会让人觉得你对人家很不友好，好宝宝不要去学这样的话。

💡 宝宝认知能力训练

这时宝宝能够根据物品的用途来给物品配对，比如茶壶和茶壶盖子是放在一起的。这些都是宝宝认知能力发展的表现，说明宝宝开始为周围世界中的不同物品分类并根据它们的用途来理解其相互关系。

爸爸妈妈可以根据宝宝认知能力的发育特点，进行合理的培养训练。

•认识自己的东西•

宝宝的用品要放在固定的位置，让宝宝认识自己的毛巾、水杯、帽子等，也可进一步让宝宝指认妈妈的一两种物品。

•配对•

爸爸妈妈可先将两个相同的玩具放在一起，再将完全相同的小图卡放在一起，让宝宝学习配对。

在熟练的基础上，将两个相同的汉字卡混入图卡中，让宝宝学习认字和配对；也可写阿拉伯数字1和0，然后混放在图卡中，让宝宝通过配对认识1和0；配对的卡片中可画上圆形、方形和三角形，让宝宝按图形配对，以复习已学过的图形；用相同颜色配对以复习颜色。

•认识自然现象•

爸爸妈妈要注意培养宝宝的观察力和记忆力，并启发宝宝提出问题及回答问题。比如，观察晚上天很黑，有星星和月亮；早上天很亮，有太阳出来。通过讲述，使宝宝认识大自然的各种现象。

•模仿操作•

每天爸爸妈妈都要花一定的时间与宝宝一起动手玩玩具，如搭积木、插板等，给宝宝做些示范，让宝宝模仿。此外，还可以给不同大小、形状的瓶子配瓶盖以及将每套玩具放回相应的盒子内。

🔆 宝宝生活自理能力大训练

在宝宝1岁之后，爸爸妈妈应抓住日常生活中每一件小事训练宝宝的生活能力，比如，教宝宝自己脱衣裤，每次外出时让宝宝自己把帽子戴上。可以先让宝宝自己试着做，必要时爸爸妈妈再帮助，主要是给宝宝锻炼的机会。一般每日练1～2次，直到学会为止。

●认路回家●

爸爸妈妈每次带宝宝上街都要让宝宝学认街上的商店、邮筒、大的广告画和建筑物等标志。回家时让宝宝在前面带路。起初宝宝只能认识自己家门口，然后从胡同口就能认路，再后来就能从就近的东西认得胡同口而找到自己的家。

●脱裤子●

在学习脱裤子时，先替他将裤子拉到膝部，再由宝宝脱下。以后提醒宝宝自己先将裤子拉到膝盖处，再进一步脱下。每天睡前和洗澡之前都让宝宝自己脱衣服，并养成习惯。

●吃饭●

培养宝宝用匙子自己吃饭，能将碗中食物完全吃掉，不必妈妈喂。渐渐地从减少喂到完全自己吃，在这期间要不断称赞宝宝吃得干净。

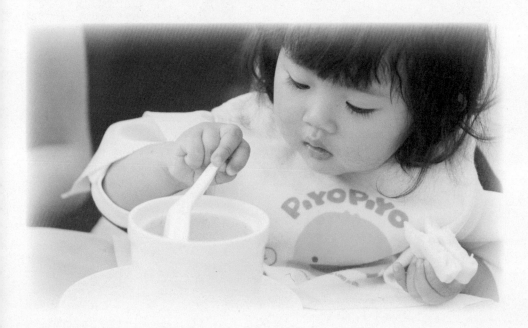

💡宝宝独立能力培养

　　1岁左右的宝宝就可以进行独立自主能力地培养了。首先，要正确地认识和理解宝宝。爸爸妈妈要了解宝宝在各个年龄阶段所普遍具备的各种能力。知道在什么年龄，宝宝应该会做什么事情了，那么就可以放手让宝宝自己的事情自己做，而不依赖于别人。其次，爸爸妈妈还要了解宝宝的"特别性"，知道宝宝有哪些地方与其他宝宝不同，对这些特别之处，要相应地采取特别的教育。

　　如果有的能力是宝宝的强项，爸爸妈妈可以用更高的标准来要求他，若是宝宝生性敏感、胆小，就应该多鼓励宝宝大胆尝试。此外，在进行宝宝独立性培养的时候，爸爸妈妈要做到以下3点：

●给予充分的活动自由●

　　宝宝的独立自主性是在独立活动中产生和发展的，因此，要培养独立自主的宝宝，爸爸妈妈就要为宝宝提供独立思考和独立解决问题的机会。

●建立亲密的亲子关系●

　　作为爸爸妈妈，要让宝宝充分感受到父爱和母爱，与他建立良好的亲子关系，从而使宝宝对爸爸妈妈和周围事物都具有信任感。宝宝独立自主性的培养，需要以宝宝的信任感和安全感为基础，因为只有当宝宝相信，在他遇到困难时一定会得到帮助，宝宝才可能放心大胆地去探索外界和尝试活动。因此，在宝宝活动时，爸爸妈妈应该陪伴在他身边，给他鼓励。

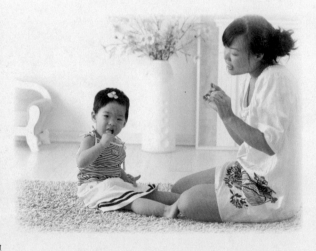

●循序渐进，不随便批评●

　　独立自主性的培养是一个长期的过程，需要循序渐进，爸爸妈妈切不可急于求成，对宝宝的发展做出过高的、不合理的要求，也不能因为宝宝一时没有达到要求就横加斥责。应先冷静地分析一下宝宝没有达到要求的原因，以科学的准则来衡量，然后再做出相应的调整策略。

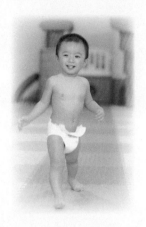

第四节　最佳喂养方案

宝宝的健康成长离不开营养的摄入，爸爸妈妈要学会合理搭配宝宝的一日三餐，注重饮食结构的多样化，同时学会为宝宝挑选合适的零食。

💡 科学合理的饮食

营养是保证宝宝正常生长发育、身心健康的重要因素。只有营养供应充足，宝宝的身体才会长得结实、强壮。并且营养关系到大脑功能，营养不良会对宝宝大脑的发育产生不好的影响，造成智力发育不良，即使到了成年也无法弥补。

宝宝一天的食物中，仍应包括谷薯类，肉、禽、蛋、豆类，蔬菜、水果类和奶类，营养搭配要适当，每天应保证奶类400～500毫升。从宝宝8个月起，消化蛋白质的胃液已经充分发挥作用了，因此宝宝可多吃一些含蛋白质多的食物。宝宝吃的肉末，必须是新鲜瘦肉，可剁碎后加作料蒸烂吃。增加一些土豆、白薯类含碳水化合物较多的根茎类食物，还应增加一些粗纤维的食物，但最好把粗的或老的部分去掉。当宝宝已经长牙、有咀嚼能力时，可以让他啃一点儿硬的食物。

三餐之外还要补充配方奶

尽量使宝宝从一日三餐的辅助食物中摄取所需营养的2/3，其他用新鲜牛奶或配方奶补充。另外，烹调要讲科学，蔬菜要新鲜，做到先洗后切，急火快炒，以避免维生素C的流失。

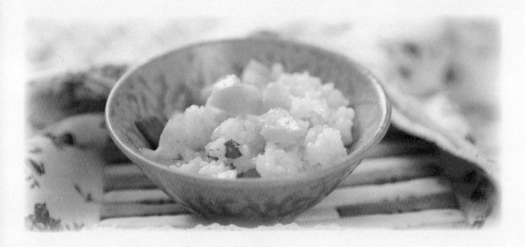

💡 适时给宝宝添加粗粮

为了宝宝有一个健康的未来，应培养其从小多吃粗粮果蔬的好习惯。

●常吃粗粮果蔬好处多●

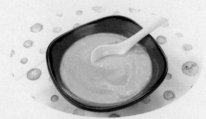

各种粗粮以及新鲜蔬菜和瓜果，不仅含有丰富的营养素，还含有大量的膳食纤维，包括纤维素、半纤维素、木质素、果胶质、树胶质和一些非纤维素糖。

植物纤维具有不可替代的平衡膳食、改善消化吸收和排泄等的重要功能，起着"体内清洁剂"的特殊作用。

●防范糖尿病●

从饮食上着手，做到少精多粗。由于膳食纤维的吸水膨胀作用，延长了食物在胃内停留的时间，减慢了肠道吸收糖的速度，可避免餐后出现高血糖现象，提高人体耐糖的程度，利于血糖稳定。因此，可以常让宝宝吃些富含膳食纤维的全谷粗粮和蔬菜，以预防儿童糖尿病。

●有益于皮肤的食物●

宝宝如吃肉类及甜食过多，在胃肠道消化分解的过程中会产生不少毒素，侵蚀皮肤，肤色会变得灰暗枯黄，容易发生痤疮、疖肿等皮肤病。若让宝宝常吃些粗粮蔬菜，既能促使毒素排出，又能使体液保持弱碱性，有益于皮肤的健康。

●粗粮细做●

把粗粮磨成面粉、压成泥、熬成粥或与其他食物混合加工成花样翻新的美味食品，使粗粮变得可口，增进食欲，能提高人体对粗粮营养的吸收率，满足宝宝的需求。粗粮中的植物蛋白质含的赖氨酸低于动物蛋白质，弥补的办法就是食物混吃，以取长补短。如玉米中含的赖氨酸和色氨酸较低，可与黄豆或黑豆共同食用，两者可产生互补，使赖氨酸在比例上更接近人体需要。如八宝稀饭、腊八粥、玉米红薯粥、小米山药粥等，由黄豆、黑豆、青豆、花生米、豌豆磨成的豆浆等，都是很好的混合食品，有利于人体消化吸收利用。饮食讲究的是全面均衡多样化，大多营养素都可以和其他多种营养素一起发挥综合作用。

在日常饮食方面，应限制脂肪、糖、盐的摄入量，适当增加粗粮、蔬菜和水果的比例，并保证优质蛋白质、碳水化合物、多种维生素及矿物质的摄入，才能保证营养的均衡合理，有益于宝宝健康发育。

◉ 宝宝的食物结构应多样化

•注意宝宝的饮食结构与搭配•

在此阶段，仍要关注宝宝的饮食营养，注意多样化，合理烹饪，多提供五谷杂粮类和蔬菜水果类的食物，保证宝宝的营养全面。另外，在此期间要预防宝宝肥胖。肥胖的宝宝可以减少点心的摄入，在食谱中减少高热能食物，多吃一些新鲜的水果和蔬菜，多安排一些粥、汤面等占据体积的食物，要尽量减少含油脂和糖过高食物的摄入。

引导宝宝合理摄入水分。冬季每天所需水量约1 000毫升，夏季约1 500毫升。宝宝在上午和午饭时摄入全天水量的一半或大部分。晚饭不要太咸，6点以后尽量少喝水或吃西瓜等含水分大的水果，以免晚上尿床。夏天宝宝活动量太大，出汗过多，下午也可以适当多喝水。

•认识不足导致宝宝营养失衡•

营养失衡包括营养缺乏和营养过量两类。具体而言，营养缺乏有全面的营养素缺乏和个别的营养素缺乏。全面的营养素缺乏是因为总的食物摄入过少而造成的各种营养素的缺乏；而个别的营养缺乏，是因为食物摄入营养素不平衡而引起的某种或多种微量元素或维生素缺乏。而营养过量，大多数情况下指的是能量物质摄入过多，比如脂肪、糖类。洋快餐、含糖饮料直接导致肥胖。

研究表明：不正确的饮食行为是造成肥胖的直接原因。比如吃得过快，喜欢吃油炸食品、洋快餐和含糖饮料等。

◉ 合理选择宝宝的零食

选择好给宝宝吃零食的时间。在宝宝吃中晚餐之间喂给宝宝一些点心和水果，但是不要喂太多，约占全天总热量的15%就好。无论宝宝多爱吃零食，都要坚持正餐为主，零食为辅的原则。要注意在餐前1～2小时就不让宝宝吃零食，以免影响正餐或出现龋齿。

宝宝的零食最好选择水果、全麦饼干、面包等食品，并且经常更换口味，这样宝宝才爱吃。不要选择糕点、糖果、罐头、巧克力等零食，这些食品不光含糖量高，而且油脂多，不仅不容易消化，还会导致宝宝肥胖。可以根据宝宝的生长发育添加一些强化食品，如果宝宝缺钙，可以给宝宝吃钙质饼干，缺铁可以添加补铁剂。要注意的是选择强化食品要慎重，最好根据医生的建议选择。

💡 宝宝不吃饭不一定是厌食

有的父母是按照自己的想法，而不是按照宝宝的需求进行喂养——宝宝想吃的时候不给，或是给零食。宝宝吃零食已经饱了，却要他再吃辅食，宝宝的胃只有那么大，吃了别的就再装不下应该吃的东西了，结果父母就认为宝宝厌食，其实这是认识上的错误。

父母应该学着了解宝宝饥饿的信号，饱的时候不强迫宝宝进食，否则会让宝宝从小就出现逆反心理，使吃饭成了最大的负担。

💡 制作辅食的注意事项

在做米饭前，淘米的时候不要用力搓，时间不宜太长，洗2次就好，并且不要浸泡太久，不要在流水下冲洗，不能用热水冲洗，否则会造成蛋白质的流失。

❗制作方法：

应该选择蒸饭或者焖饭的做法，这样能最大限度地保存营养，要尽量避免炒饭。做粥的时候，最好不要放碱，以免维生素受到破坏。

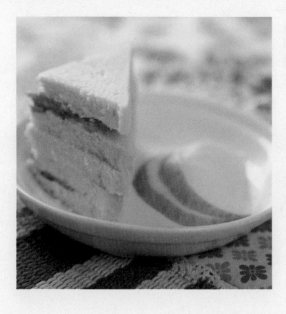

苹果三明治

材料准备

苹果1/4个，面包片两片，火腿肠片1片，蛋黄酱适量，奶酪一片。

做法

1. 将面包片放烤面包炉中烤熟后抹一层蛋黄酱。
2. 将苹果洗净后去皮切成薄片。
3. 在面包片中间夹上苹果片、火腿肠和奶酪后去掉边缘，切成适当的大小即可。

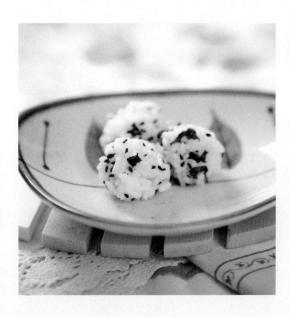

营养紫菜饭

材料准备

大米1小碗，烤好的调味紫菜1张，芝麻1/2小匙。

做法

1. 用剪刀剪碎烤脆的调味紫菜。
2. 在大米饭里放芝麻充分搅拌。
3. 把芝麻和大米饭捏成圆的饭团。
4. 在盘子里装上紫菜末儿，再将饭团在紫菜末儿上滚动即可。

豌豆布丁

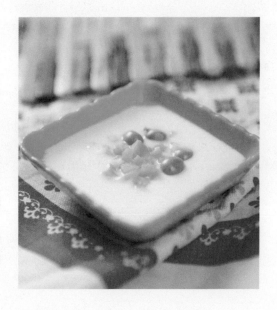

材料准备

豌豆20克，地瓜30克，胡萝卜5克，鸡蛋黄1个，牛奶50毫升。

做法

1. 将豌豆放入沸水里烫后剥皮切碎。
2. 将地瓜蒸一下剥皮，在热的状态下压碎，将胡萝卜削皮压碎。
3. 把蛋黄放入牛奶里搅和，再放入豌豆、地瓜、胡萝卜搅和。
4. 在布丁框里倒入豌豆、地瓜、胡萝卜后放入蒸汽桶里蒸10分钟，直到变柔和即可。

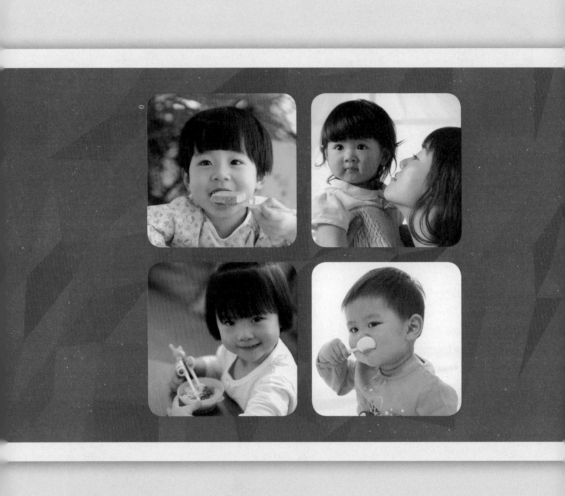

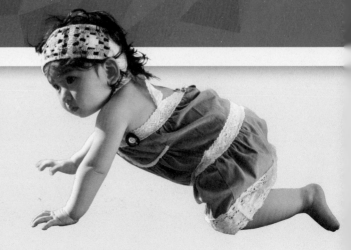

PART 3

1.5～2岁

越来越淘气了

第一节 日常护理指南

这个阶段爸爸妈妈可以为宝宝布置一个适度刺激的环境，让宝宝接触各种不同的物品，丰富宝宝的体验。此外，爸爸妈妈还应学会应对宝宝出现的嫉妒和说谎等表现。

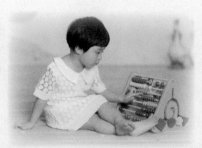

💡 生活环境

●为宝宝布置适度刺激的环境●

有意识地给宝宝一些粗细、软硬、轻重不同的物品，使其经受多种体验。要注意给宝宝布置生活环境，给宝宝的玩具不能太多、太杂，显得"刺激过剩"，这样反倒使宝宝无所适从，导致宝宝兴趣不专一，注意力不易于集中，也不利于培养宝宝有条理的习惯。

在环境中给宝宝提供的东西不可过多，适度就行，但要注重启发宝宝多想一些玩儿的方法，激发宝宝动脑动手的兴趣。

●给宝宝探索环境的机会●

因为这一时期的宝宝会在家里爬上爬下，找东找西。家长不能因为怕宝宝把家里的东西搞乱，而把零散的东西收拾起来，除了把危险、不安全的因素"收"起来以

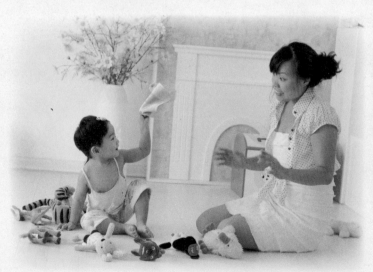

外，还应该有意识地提供给宝宝一些不同的、有趣的物品，使宝宝经受多种体验。宝宝也会怀着好奇和兴趣去摆弄各种物品，从中探索各种物理知识和心理经验，对发展宝宝的智力也是很有利的。

💡 宝宝有嫉妒心理怎么办

从1.5～2岁起，人的嫉妒心理就开始有了明显而具体的表现。起初，宝宝的嫉妒大多与妈妈有关。生活中，我们常看到这样的情形，当妈妈把自己的注意力转移到其他宝宝身上时，宝宝就会以攻击的形式对其他宝宝发泄嫉妒。

●嫉妒心理产生的原因●

一般宝宝产生嫉妒心理的主要原因有：受大人的影响，有些大人之间互相猜疑，互相看不起，或当着宝宝面议论、贬低他人，会在无形中影响宝宝的心理；另外，有的家长喜欢对自己的宝宝说他在什么方面不如某个小朋友，使宝宝以为家长喜欢其他小朋友而不爱自己，由不服气而产生嫉妒；也有的宝宝则因为能力较强（他自己也认为自己很有能力），而又没有受到"重视"和"关注"，所以才会对其他有能力的小朋友产生嫉妒。

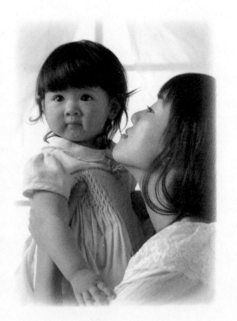

再有，家长比较溺爱的宝宝，更容易出现这样的问题。只有了解了宝宝产生嫉妒的原因，才能对宝宝进行有针对性的教育。

●纠正宝宝嫉妒的方法●

❗建立良好的环境

父母应当在家庭中为宝宝建立一种团结友爱、互相尊重、谦逊容让的环境气氛，这是预防和纠正宝宝嫉妒心理的重要基础；要正确评价宝宝，如果表扬不当或表扬过度，就会使宝宝骄傲，进而看不起他人或对自己产生不正确的印象，继而在特定的情况下导致嫉妒的产生。

❗进行谦逊美德的教育

让宝宝懂得"谦虚使人进步，骄傲使人落后"的道理。让宝宝明白即使别人没有称赞自己，自己的优点仍然存在，如果继续保持自己的优点，又虚心学习别人的优点，就会真正地长久地得到大多数人的喜爱。

❗要引导宝宝树立正确的竞争意识

家长要引导和教育宝宝用自己的努力和实际能力去同别人相比，不能用不正当、不光彩的手段去获取竞争的胜利，把宝宝的好胜心引向积极的方向。

🔘 宝宝为什么会说谎

●宝宝说谎的原因●

宝宝说谎主要有两方面原因：第一，自卫。当宝宝意识到如果实话实说有可能受到惩罚时，往往会出于自卫的心理而说谎。第二，想象与现实分不清，将未满足的愿望或幻想当成现实。

这种情况是由宝宝正常心理发育的特点所决定的，宝宝的记忆保持时间不长，他们往往会把想象中的事情当作现实中发生的事情，这样就会产生所谓的"说谎"现象。

●如何纠正宝宝说谎●

首先，父母应该如实传达宝宝即将面临的情感体验，无论这种体验是积极的还是消极的，都应按照宝宝自己感受到的去说。比如，宝宝生病了需要打针吃药，有些父母往往会骗宝宝说打针不疼、吃药不苦，这种做法是不正确的，即使是善意的谎言。

其次，家长与宝宝说话时，不要有言语方面的暗示。比如，妈妈早上催宝宝起床上学时，宝宝还想再睡一会儿，哼哼唧唧的一脸苦相不愿起床，此时妈妈最好不要问"是不是哪儿不舒服了"之类的话，这会驱使宝宝为达到目的而谎称头痛或肚子痛。

再次，父母作为宝宝的启蒙老师，在日常生活中应言行一致，尤其应避免当着宝宝的面说谎。如果家长以身作则，宝宝也会参照而形成诚实的品质。

最后，父母应尽量做到奖惩有度。如果宝宝是出于好奇、顽皮、不小心而非故意做错事，父母就不应粗暴体罚，而要耐心教导。如果宝宝犯了错误还说谎，父母此时应加大惩罚力度，因为他在第一个错误未更正的情况下，又犯了第二个错误。

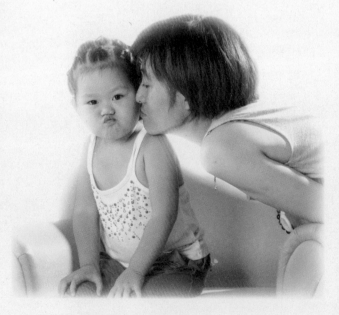

第二节 家庭保护与应对

爸爸妈妈要学会处理宝宝高热不退、结膜炎等情况，不能只知道带宝宝去医院，也要学会合理护理。同时，还要做好监护工作，提防宝宝啃咬物品中毒。

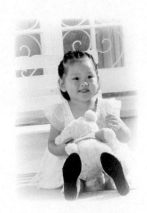

💡 宝宝高热不退是怎么回事

一般情况下，由于宝宝体温调节中枢发育尚不完善，对外界的刺激反应易于泛化，因此，常会发烧到39~40℃。

这个年龄段的宝宝出现高热不退的原因，除感冒外，还可考虑为患儿急疹，但这种情况多在高热四五天后体温下降，全身出疹，病情好转。若宝宝患扁桃体炎、急性中耳炎，高热也多维持数天不退，应到医院请医师确诊。

请家长们注意

高热患儿除按时服药并进行物理降温外，宜在通风良好（不是穿堂风）的房间里休息。家长需注意及时给患儿补充水分，观察其尿量，尤其饮食要求是易消化、富于营养的半流质食物。

有些家长既不给宝宝服药，又没有对其进行精心护理，只知道带宝宝去医院，甚至1天去四五次医院，其实这种做法对宝宝的病情反而不利。

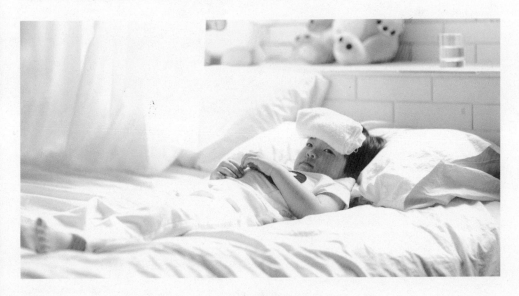

💡 如何预防结膜炎

结膜炎也称红眼病，是由于结膜发炎导致的，病毒或细菌感染都会引起结膜炎。结膜炎传染性很强，但多不严重，通过合理的治疗一般会很快好转。

• 为什么会得结膜炎 •

病毒或细菌感染都会引起结膜炎，其中儿童期的结膜炎大约有70%是细菌性结膜炎。当患结膜炎的宝宝用手接触过眼睛，然后再去接触其他用品或玩具，细菌或病毒就会残留在这些物品或玩具的表面，当另一个宝宝接触受污染的用品或玩具后，又用被污染的手去揉眼睛，就会被传染上结膜炎。

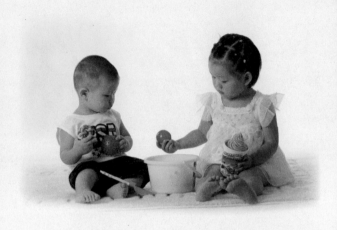

空气中的一些过敏性物质（如花粉）接触宝宝的眼睛后，会引起过敏性结膜炎，容易发生在易过敏的季节（如春季）。

通常由刺激物进入宝宝眼睑引起。灰尘或其他细小的东西有时会嵌在眼睑中，刺激宝宝不停眨眼，异物就会进一步摩擦结膜，从而引起结膜发炎。

• 结膜炎的症状有哪些 •

病毒或细菌性结膜炎可能会影响单眼，也可能会同时影响双眼，主要表现为眼睛红、痒、痛，流泪多，有时会有黄色或绿色眼屎，宝宝早上睡醒后，眼睛被粘住而无法睁开。

过敏性结膜炎主要表现为眼睛发红、流泪、瘙痒、下眼睑发青、肿胀（过敏性黑眼圈），通常发生在容易过敏的季节，多伴随打喷嚏、流鼻涕、揉鼻子、鼻塞等过敏性鼻炎的表现。

• 家长在家怎么处理 •

家长要帮宝宝清理眼睛分泌物，可用棉球或纱布蘸些温水去除黏性分泌物，特别是宝宝早上睡醒后，一定要清洗。每只眼睛要单独用一个棉球或纱布，以免相互传染。也可用温水冲洗眼睛，或帮宝宝热敷眼睛。告诉宝宝尽量不要揉眼睛，如果手已经接触眼睛，要让宝宝赶快去洗手。

💡 提防宝宝啃咬物品中毒

•防范原因•

此阶段的宝宝喜欢往嘴里放一些东西，有些东西可能具有毒性，在宝宝将一些东西送入口中的时候，危险也随之而来，所以，家长一定要做好监护工作，提防宝宝啃咬物品中毒。

•安全防范措施•

一些文具含有毒素，如铅笔外面的彩色图案可能含有重金属，这会使宝宝在啃咬时发生危险，所以应教育宝宝不要啃咬铅笔或其他物品。

宝宝的一些饰品也会给宝宝带来危害，如亮晶晶的耳环、项链、手链或脚环等，这些都是宝宝的最爱，但这些饰品的材质中含有毒性，如铅等，并且对于小件的饰品，宝宝还有可能吞入肚子而发生危险，所以，家长尽量不要让宝宝佩戴饰品，并且还要将一些小件的饰品收起来，以免宝宝吞进肚子发生危险。另外，其他的一些东西都要预防宝宝啃咬，随时发现随时制止。

当然，对于处于口欲期的宝宝来说，制止他不往嘴里放东西是不可能的，所以，为了满足宝宝特殊的生理需要，也可以适当地买些淀粉玩具给宝宝玩，这种玩具以淀粉为材料制作而成，避免了其他物品可能产生毒性的特点，这样即使宝宝啃咬也不会出现问题。

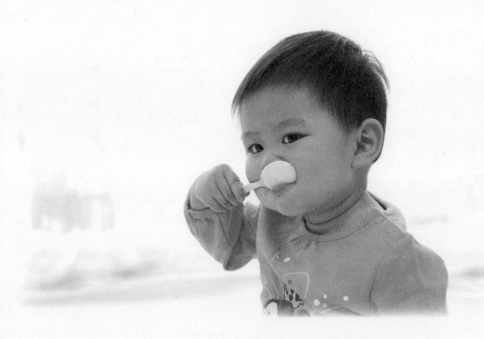

第三节 宝宝智力加油站

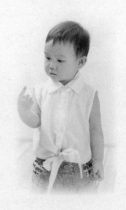

这时候的宝宝精力旺盛，喜欢冒险，爸爸妈妈要学会适当管理和引导。同时也可以开始培养训练宝宝的大运动智能和精细动作的能力。此时宝宝的学说话积极性也特别高，要多加鼓励。

💡 "淘气包"的个性管理与培养

1.5～2岁的宝宝，喜欢冒险，喜欢高速摇摆的秋千和滑梯所带来的加速度快感，整天似乎都有用不完的精力。

●"脏兮兮"的探险家●

这时的宝宝在公共场所总是爱乱摸东西，小手、小脸以及衣服总是脏兮兮的。真是见什么摸什么，可以说在宝宝的世界里是没有"脏"的概念的。

其实，这是宝宝对自己未知的世界充满了好奇，通过自己动手去探索、认识和了解世界、自娱自乐的一种方式。所以，爸爸妈妈不能因为怕脏而阻止宝宝的探索行为，脏了洗干净就可以了，重要的是让宝宝自己在玩中学会思考和观察，比如沙子是一粒一粒的，水是可以流动的，石头是硬的，泥巴是软的，等等，如果不通过亲身体验，宝宝又怎么能知道呢？

●爱"抢夺"的小霸王●

这时的宝宝还有一些让大人更头痛的"坏"习惯，比如电话响了他要抢着接，看电视的时候抢遥控器，把电视打开再关掉，用电脑的时候抢鼠标，等等，俨然成了一个有"抢夺"欲望的小霸王，这些真让人十分头痛。

宝宝抢电话、抢遥控器、抢电脑鼠标的目的除了好奇，更多的是想模仿大人的行为。这就好比宝宝模仿大人的发音才能叫出"爸爸、妈妈"一样，也是宝宝成长过程的一部分。因此，每当电话响了，爸爸妈妈最好让宝宝先听听里面的声音；在看电视的时候，如果要换台就让宝宝来拿遥控器……这样做不仅满足了宝宝的好奇心，也为他提供了充分模仿学习的机会，"抢"东西的"坏"习惯也就自然消除了。

作为爸爸妈妈，只要试着把所谓的"正确"放在一边，仔细观察、思考、探究一下宝宝这些行为背后的原因，所有烦恼就迎刃而解了。

宝宝生活能力培养训练

在这个时期要注重对宝宝生活能力的培养，妈妈应继续鼓励宝宝做力所能及的事，培养其良好的睡眠、饮食、卫生等习惯和爱劳动、关心别人的品德。

教宝宝自己解开扣子，脱掉衣服，大小便后自己提裤子，洗手后用毛巾擦干手并将毛巾放回原处，自己用匙吃饭，游戏结束后将玩具收拾好放回原处等，这些都属于生活能力的范围。

对于宝宝来说，学会任何一种新的本领都是一件复杂的事。爸爸妈妈要有耐心，使宝宝能顺利地掌握构成技能的每一个动作。

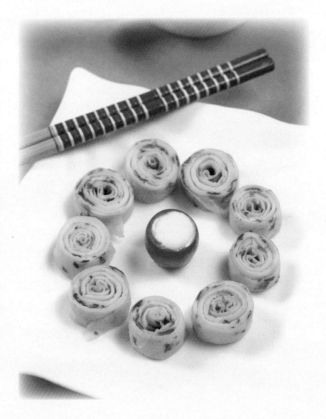

●一日三餐●

可安排宝宝每日早、中、晚三餐主食，在早、中餐及中、晚餐之间各安排一次点心。

●教育宝宝睡觉前刷牙●

妈妈可以先教宝宝刷牙的方法：前面上下刷，里面左右刷，打开门儿横着刷、竖着刷。

可以训练宝宝认识牙刷并知道牙刷的用途，还可以通过学习儿歌，教育宝宝从小养成讲卫生的好习惯。

💡大运动智能培养训练

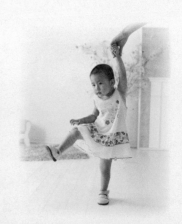

这时的宝宝运动能力强，尤其喜欢追着别人玩，也喜欢被别人追着玩。爸爸妈妈可以利用宝宝的这种特点，和他一起玩互相追逐的游戏，帮助他练习走和跑。

这时的宝宝有起步就跑的特点，爸爸妈妈注意不要让宝宝跑得太远、太累，要注意安全。

此阶段宝宝大运动智能发展	
攀登	在爸爸妈妈的保护下，能在小攀登架上、下2层
迈过障碍	能迈过8~10厘米高的杆
钻圈	能先低头、弯腰，再迈腿
投掷	能将50克重的沙包投出约爸爸妈妈的一臂远

➡ 小树苗，快快长

适合月龄：1.5~2岁

游戏过程：游戏开始时，让宝宝俯卧在毯子上，两手向前举起伸直，爸爸妈妈拉着宝宝的两手说："小树苗，快长高！"同时拉着宝宝的双手向上提，宝宝就从俯卧位改变为跪位。妈妈接着再说："小树，小树，快长高！"拉着宝宝的手再往上提，使其从跪位改变成蹲位，最后让宝宝站立起来。

游戏目的：训练宝宝俯卧、跪立、下蹲、站立等动作。

⚲ 宝宝精细动作训练

这个时期，父母可以通过游戏、手工制作，鼓励宝宝做力所能及的事，促进手部动作的稳定性、协调性和灵活性，以促进宝宝精细动作能力的发展。这时宝宝的精细动作可达如下水平。

此阶段宝宝精细动作水平	
折纸	会折2~3折，但不成形状
搭积木	能搭高5~6块
穿扣眼	用玻璃丝能穿过扣眼，有时还能将玻璃丝拉过去
握笔	在父母的带领下，初步会握笔，在纸上画出道道
穿衣裤	会配合大人穿衣裤，会脱鞋袜

→ 宝宝传笔

适合月龄：1.5~2岁

游戏过程：爸爸或妈妈用食指与中指将笔夹住，然后将笔传给宝宝，轮流地传来传去，如果不小心把笔掉在地上，可以重新开始。先是传比较轻的彩笔，再传重一点儿的钢笔。待宝宝熟悉整个游戏过程后，可以先让宝宝自主选择他自己喜欢的笔开始传。

游戏目的：这个游戏让宝宝学会手眼协调，精细化的手部训练也会让宝宝的思维变得更敏捷。

→ 巧手剥棒棒糖

适合月龄：1.5~2岁

游戏过程：爸爸妈妈把盒子拿给宝宝，示意宝宝自己打开。当宝宝成功打开后，再鼓励其认真观察棒棒糖纸上的图案并剥开。宝宝成功做到后，妈妈可以和宝宝一起分享美味的棒棒糖。

游戏目的：培养宝宝的观察能力、耐心和精细动作的能力。

💡 宝宝的语言能力培养

宝宝从1.5~2岁的语言能力发展，是从被动转向主动的活动时期，这时宝宝非常爱说话，整天叽叽喳喳说个不停，表现得极其主动。

在这个时期，宝宝学说话的积极性很高，对周围事物的好奇心也很强烈，因此，这时爸爸妈妈要因势利导，除了在日常生活中巩固已学会的词句以外，还要让宝宝多接触自然和社会环境，在认识事物的过程中启发宝宝表达自己的情感，鼓励宝宝说话。

爸爸妈妈应该为宝宝提供良好的语言环境，增加宝宝与人交往的机会，并且要注意自己的语言，尽量做到发音正确，口齿清楚，语句完整，语法合理，使宝宝易懂、易模仿。

•让宝宝同娃娃讲话•

宝宝在玩布娃娃时，口里会不断地发出古怪的声音，讲一些让人听不太懂的话。随着宝宝一天天长大，宝宝语言能力不断提高，这时可以培养宝宝慢慢地模仿爸爸妈妈的口气说"噢，乖乖，不哭""饿啦，妈妈喂"等。

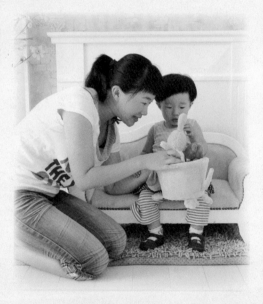

•说出一些物品的用途•

在宝宝掌握了一些常用物品的名称之后，爸爸妈妈要告诉宝宝这些物品是做什么用的。可以先从宝宝最熟悉的物品开始让他了解其用途，例如勺子是吃饭用的、奶瓶是吃奶和喝水用的、饭勺是盛饭用的等。

然后，还可以进一步告诉宝宝钥匙是开门用的、雨伞是挡雨用的……让宝宝渐渐说出一些物品的用途。

•说出自己的名字•

在宝宝能够使用小朋友的名字称呼伙伴的基础上，教宝宝准确地说出自己的名字、性别和年龄。

可以教宝宝记住爸爸和妈妈的名字，但是一般情况下，要让宝宝称呼为"爸爸"和"妈妈"，不可以直呼爸爸妈妈的名字。

💡 数学启蒙训练

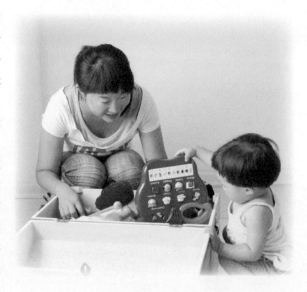

这个时期的宝宝空间意识加强，他们具备上下、里外、前后的方位意识，并且知道空间是一个具体概念。同时，他们的逻辑思维能力也在加强，对于图形、色彩、分类等与数学相关的概念都能掌握。

爸爸妈妈应该在生活和游戏中多教宝宝一些相对概念，如大与小、高与矮等，并让宝宝进行比较，同时还要和宝宝多玩一些归类、配对游戏，促进他们逻辑推理能力的发展。

●配配对●

爸爸先取红色、黄色、白色等不同颜色的小球若干，然后，任意取出一种颜色的小球，再让宝宝取颜色相同的小球进行配对。

当家中有两个或两个以上的宝宝时，爸爸妈妈还可以进行"看谁拿得又对又快"的游戏。

●分分类●

爸爸准备一副扑克牌，让宝宝按花色形状分成几堆，如按方块或红心。随后，可以让宝宝按红色和黑色分类，最后可按数字分类。这是一种学习颜色、形状和数字概念的极佳的游戏。

> **→ 欢乐宝宝跳飞机**
>
> 适合月龄：1.5~2岁
>
> 游戏过程：妈妈协助宝宝把大数字板铺在地上，然后发出指令让宝宝跳到相应的数字上，比如妈妈说"1"，宝宝就跳到写有数字"1"的数字板上。然后加大难度，比如让宝宝把左手放在有数字"6"的数字板上等。
>
> 游戏目的：让宝宝学会跳跃、抓取和认识数字。

💡 认知能力培养与开发

在这个年龄，宝宝能够区别少与多，能够明白1就是指一个物体，2、3等数词就表示多个物体，不过真正计数还要到宝宝更大一些才开始培养。这一时期，宝宝记忆力与观察力大大增长，爸爸妈妈要注重宝宝这两方面能力的培养。

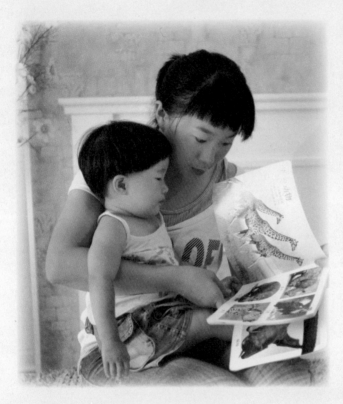

•记忆力的培养•

实物记忆：让宝宝回忆起不在眼前的实物，妈妈可给宝宝一件玩具，在宝宝的注视下将玩具放到盒中，盖上盖子，再让宝宝说出盒中玩具的名称。

词汇记忆：妈妈在讲述宝宝较熟悉的故事或教宝宝念他所熟悉的童谣、唱他所熟悉的歌时，可以有意识地停顿下来让宝宝补充，由易到难。

开始时可以让宝宝续上单字，以后可逐渐让宝宝续上一个词、一句话，这既可促进宝宝记忆力的提高，又可发展宝宝的语言能力。

•观察能力的培养•

比较高矮：让宝宝看爸爸比妈妈高，宝宝比妈妈矮。用玩具比比看，哪种动物高，哪种动物矮，或直接带宝宝到动物园实地参观。

培养上下、里外、前后方位意识：比如游戏时说"球在箱子里""小车在箱子外面"等。

辨别多少：如分糖果给家人，看看分得是否一样多，放桌上比比看谁多谁少。也可以用专门的图画，训练宝宝辨别多少。

宝宝社交能力训练

宝宝到1.5岁时，就能够说50个词语，同时词汇量还在迅速增多。这时，宝宝开始把词连成句子，而且理解能力远远超出表达能力。当妈妈说"逛街去"，宝宝就会去拿鞋。宝宝到2岁时，就能够听从一些简单的指令，比如爸爸说"去拿本书"，宝宝就会去把书拿过来。

此时期的宝宝已有了语言，可以较多地和人交往，因此爸爸妈妈要教育宝宝初步懂得与人交往中一些简单的是非观念。

•打招呼•

爸爸妈妈要经常示范礼貌用语的用法。早晨见到人要说"早上好"，离家时挥手说"再见"，接受东西要说"谢谢"，同时要鼓励宝宝模仿。

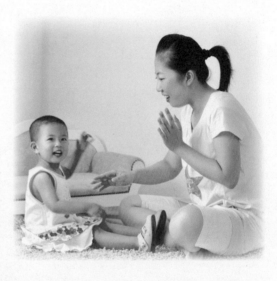

•辨别是与非•

在日常生活中，与宝宝一起评论简单的是非观念，使宝宝自己分辨哪些是好事，哪些是坏事。要注意及时表扬宝宝所做的每一件好事。用眼神和手势示意，防止宝宝做不应做的事，并利用讲故事和打比方的方法让宝宝猜想事情的后果。

爸爸妈妈应常带宝宝到户外、公园去玩，鼓励他与人交往，并引导宝宝仔细观察遇到的事物，告诉宝宝这些事物的名称和特点，以提高宝宝的交流能力。

→ 宝宝懂事了

适合月龄：1.5~2岁

游戏过程：妈妈把苹果递给爸爸，爸爸要说"谢谢"；爸爸把饼干递给妈妈，妈妈也说"谢谢"。"宝宝把苹果给妈妈，好吗？"若宝宝不会，妈妈轻轻取过来说："谢谢，宝宝真乖！"让宝宝也学会把苹果递给爸爸妈妈。

游戏目的：让宝宝在爸爸妈妈的言行中学会礼貌地同别人交往，发展良好的社交能力。

第四节 最佳喂养方案

宝宝在不断地长大，爸爸妈妈要随时调整喂养方案，如注意给宝宝补充锌元素，知道哪些食物宝宝不适合吃，给宝宝及时换乳，制作适合宝宝的辅食，等等。

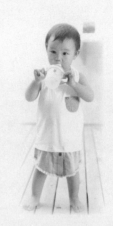

这个时期宝宝主要需要的营养

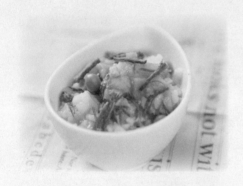

这个阶段的宝宝已经陆续长出20颗乳牙，有了一定的咀嚼能力。还没断母乳的宝宝应该尽快换乳，否则将不利于养成适应生长发育的饮食习惯，而且不利于宝宝的身心发展。1.5~2岁的宝宝胃的容量有限，适宜少食多餐。1.5岁之前给宝宝在三餐后加2次点心，1.5岁之后减为一次，点心可以在下午。加点心一定要适量，而且不能距离正餐太近，不要影响宝宝正餐的食用。

在给宝宝配餐的时候要注意多加蔬菜、水果。家长在烹饪的时候，也可把蔬菜加工成细碎软烂的菜末儿炒熟调味。适量摄入动植物蛋白，可用肉末儿、鱼丸、鸡蛋羹、豆腐等易消化的食物喂宝宝。奶粉富含钙质，因此宝宝此时每天应摄入250~500毫升。还应注意给宝宝的主食要做到粗粮、细粮搭配，这样可以避免维生素B_1缺乏。

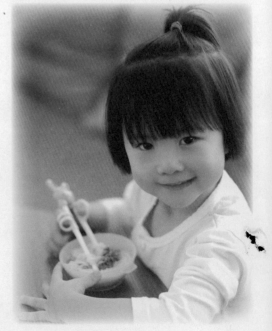

给宝宝补锌元素

锌是人体必需的营养素，如果人体内锌元素缺乏，氨基酸将无法正常合成蛋白质，这样就会导致宝宝无法增长骨骼细胞，从而引起生长发育的障碍，所以家长一定要及时给宝宝补充锌元素。

在日常生活中，应多给宝宝吃锌元素含量多的食物，如鸡蛋、瘦肉、乳制品、莲子、花生、芝麻、核桃、海带、虾、海鱼、紫菜、栗子、杏仁、红豆等；动物性食物比植物性食物含锌量高。只有经医生检测宝宝确实缺锌时，才可使用药物治疗，正常健康的宝宝都可通过食物补充锌元素。

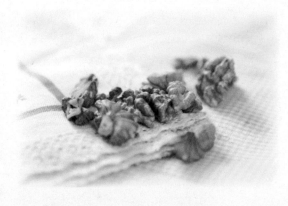

含锌多的常见食物（每100克可食部分含量）

名称	含量	名称	含量
山核桃	12.6毫克	羊肉	6.1毫克
羊肚菌	12.1毫克	黄花菜	3.99毫克
扇贝	11.7毫克	虾仁	3.8毫克
猪肝	11.3毫克	蛋黄	3.8毫克
鱿鱼干	11.2毫克	腐竹	3.7毫克
牡蛎	9.0毫克	黄豆	3.3毫克
冬菇	8.6毫克	鸡肝	2.4毫克
牛肉	7.1毫克	枣	1.5毫克
黑芝麻	6.1毫克	馒头	1.0毫克

💡 辅食喂养要点

要注意观察宝宝的饮食规律和食欲状况。对于1.5～2岁的宝宝来说，可以吃的食物多了起来，胃的排空和饥饿感是在饭后4～6小时产生的。饮食过于杂乱，会影响宝宝的食欲，妨碍其消化系统和神经系统的发育。

这个时期的宝宝处在胃液分泌、胃肠道和肝脏等所有功能的形成发育阶段，所以为了宝宝的营养，除三餐外，应在下午3时加1次点心，否则满足不了宝宝的营养需要。当然也不能饮食过量，否则会影响宝宝的食欲，引起肥胖。

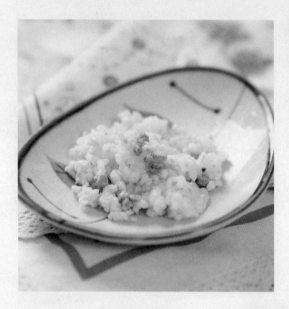

鸡蛋炒饭

材料准备
大米饭1小碗，鸡蛋1个，牛肉10克，婴儿食用奶酪1片，酱油1小匙，植物油、香油、黑芝麻各少许。

做法
1. 将牛肉捣碎后加到放植物油的煎锅里炒熟，加鸡蛋再炒一次。
2. 将婴儿食用奶酪捣碎。
3. 把温饭、酱油、香油、鸡蛋一同放入碗里充分搅拌后撒上婴儿食用奶酪和黑芝麻。

银耳橙汁

材料准备
银耳15克，橙汁100毫升。

做法
1. 将银耳洗净泡软。
2. 将锅置火上，银耳放入碗里置锅中隔水蒸煮。
3. 在银耳中加入橙汁即可。

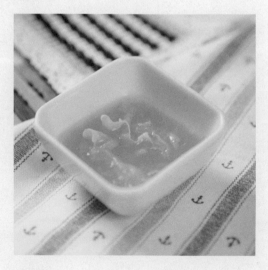

给宝宝喝酸奶有讲究

•鉴别品种•

目前市场上有很多种由牛奶或奶粉、糖、乳酸或柠檬酸、苹果酸、香料和防腐剂等加工配制而成的"乳酸奶"，其不具备酸牛奶的保健作用，购买时要仔细识别。

一定要注意生产厂家和生产日期，尽可能到大的超市去购买。

•饮后要及时漱口•

随着乳酸饮料的食用增多，宝宝龋齿现象也在逐渐增加，这是乳酸菌中的某些细菌导致的。如果宝宝在睡前喝酸奶，并且没有清洗牙齿，在夜间厌氧菌就会损伤牙齿，所以宝宝在饮用酸奶后要及时漱口，以免影响牙齿的健康。

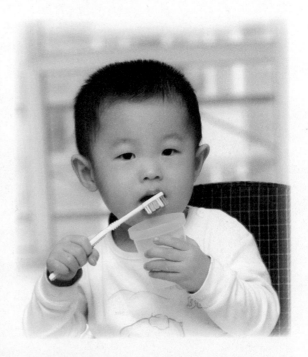

•要饭后2小时饮用•

乳酸菌很容易被酸性物质杀死，适宜乳酸菌生长的pH为5.4以上，空腹胃液pH在2以下，如果此时饮用酸奶，乳酸菌易被杀死，保健作用减弱；饭后胃液被稀释，pH上升到3~5，此时饮用效果会更好，有助于宝宝的消化吸收。

•不要加热•

酸奶中的活性乳酸菌，如经加热或开水稀释，便会大量死亡，不仅特有的风味会消失，还会让营养物质损失殆尽。所以饮用时不必加热，常温即可，也不要加开水饮用。

💡 不适合宝宝吃的食物

此时宝宝开始尝试食用成人的饮食，但多数的家长会采取"大人吃什么，宝宝就跟着吃什么"的做法，尤其是终日在外面工作的职业女性，大多都会选用便利强的食物，如饼干、糖果、丸子、酸奶、薯条、汉堡等。你知道哪些食物是不适合宝宝食用的吗？

• 口味较重的调味料 •

沙茶酱、番茄酱、辣椒酱、芥末、味素或过多的糖等口味较重的调味料，容易加重宝宝的肾脏负担，干扰身体对其他营养素的吸收。

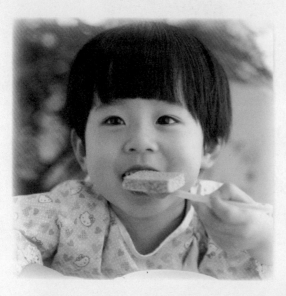

• 质地坚硬的食物 •

坚果类及爆米花等食物容易使宝宝呛到，尽量不要喂食宝宝。此外，像纤维素多的食材，如菜梗或是筋较多的肉类，都应该尽量避免给宝宝食用。

• 经过加工的食品 •

加工过程会破坏食品中的维生素，将蔬菜和水果晒干，可破坏维生素C；在加工水果的过程中，维生素C经糖等泡后几乎完全被破坏了；蔬菜经过腌制，维生素C大部分被破坏。

要满足宝宝对维生素C的需要，多给他吃新鲜的水果和蔬菜即可。

• 生冷海鲜 •

生鱼片、生蚝等海鲜，即使新鲜，但未经烹煮，容易使宝宝发生感染及过敏。

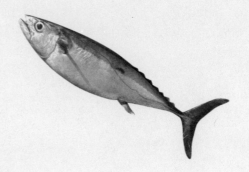

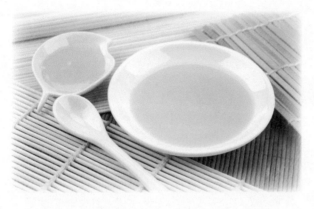

● 蜂蜜 ●

　　蜂蜜是一种纯天然的而且无法消毒的食物，因为含有梭状肉毒杆菌芽孢，当受肉毒杆菌污染时，会在肠道内繁殖并释放出肉毒杆菌毒素，造成肉毒杆菌素中毒，再加上胃肠不易吸收，所以不应该让宝宝过多食用。

● 经过油炸的食物 ●

　　过多地食用油炸食品，会使宝宝摄取过多的热量，加上宝宝的运动量比较少，很容易导致宝宝肥胖。另外，油炸会破坏食物中的维生素等营养物质，降低食物的营养价值。

　　宝宝肥胖严重时将会影响到身体的激素代谢，尤其是用于代谢血糖的胰岛素，从而导致宝宝血糖的紊乱。

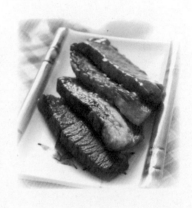

💡 饱餐后不要马上喝汽水

　　在进食后，胃黏膜会分泌出较多的胃酸，如果马上喝汽水，汽水中所含的碳酸氢钠就会与胃酸发生中和反应，产生大量的二氧化碳气体。这时胃已被食物完全装满，上下两个通道口即贲门和幽门都被堵塞，因此，二氧化碳气体不容易排出，积聚在胃内，胃会感到胀痛，当超过胃所能承受的能力时，就有可能发生胃破裂或穿孔。

换乳不宜太晚

•给宝宝及时换乳•

在宝宝1.5~2岁期间，没有断母乳的宝宝应尽快换乳，不换乳将不利于培养宝宝适应其生长需求的饮食习惯，更不利于宝宝身心的发展。此时的宝宝营养性贫血较多见，这既与生长发育过快有关，也与喂养不当有关。母乳或牛乳的含铁量都不高，如果没有适当地添加含铁丰富且易吸收的食物，如肉、肝脏、鱼、血豆腐、大豆、小米等，宝宝就很有可能发生缺铁性贫血症状。

在给宝宝添加食物时，应注意添加蔬菜、水果类食物，如柑橘、红枣、番茄等，可提高肠道对铁的吸收率。

•宝宝不宜吃纯糖食物•

纯糖的食物宝宝不宜过多摄入，如巧克力、糖果、含糖饮料、冰激凌等，摄入过多会造成宝宝食欲下降，影响宝宝的生长发育，特别是在正餐前要禁止摄入纯糖的食物。

宝宝在1岁前是不需要摄入白糖的，1岁以后宝宝可以摄入白糖了，有些父母认为葡萄糖比白糖好而用葡萄糖替代白糖，这种做法是错误的。宝宝摄入的食物中，碳水化合物就是糖类，在体内均可转化成葡萄糖。因此，宝宝不宜再摄入过多的葡萄糖，更不能用葡萄糖代替白糖。

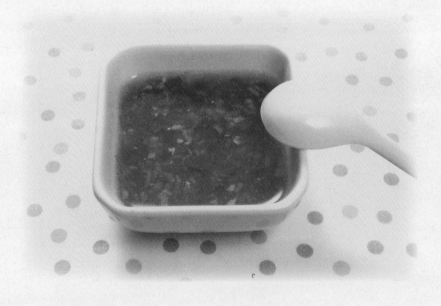

💡 不要强迫宝宝进食

　　父母强迫宝宝进食，使进餐时的气氛紧张，也会影响宝宝的生长发育。因此，要给宝宝选择食物的权利。给宝宝准备食物时，可做面糊等单一谷类食物，然后再准备蔬菜水果，接着再添加肉类，这样的顺序可帮助宝宝消化吸收，并且符合宝宝消化吸收功能发展的规律。

　　此时，宝宝的食物就可以是肉泥和固体食物，也可以把水果直接给宝宝吃，如苹果、香蕉等。让宝宝自己吃会给他带来很大的乐趣。

　　给宝宝制作泥糊状食物时，应选择加工后颗粒细小、口感细腻嫩滑的食物，如苹果泥、蒸蛋等，这些食物有利于宝宝的消化吸收。等宝宝出牙后，可给宝宝喂食颗粒较粗大的食物，这有助于锻炼宝宝的牙齿，促进咀嚼功能的发展。这些方式都可让宝宝逐渐适应各种饮食，一定要避免强迫宝宝进食他不喜欢吃的食物。

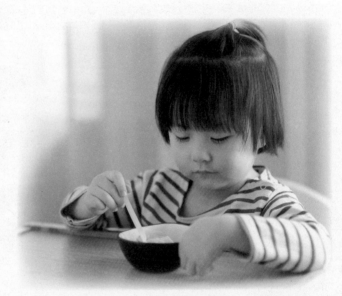

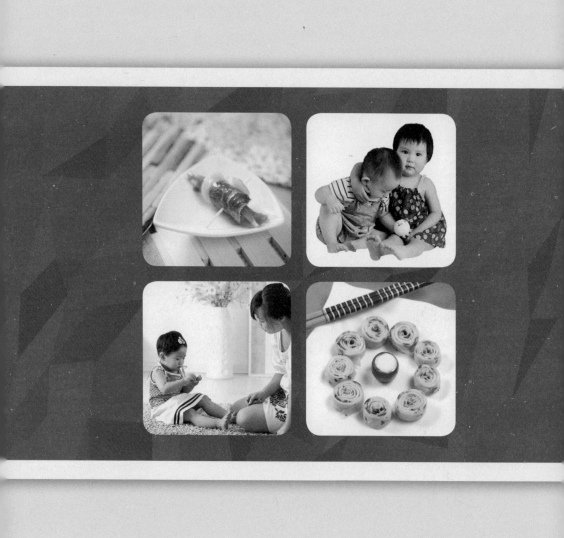

PART 4

2~3岁

开始为入园做准备

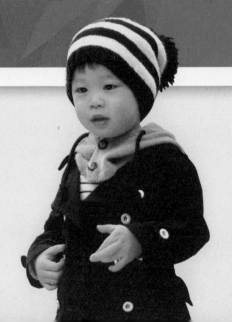

第一节 日常护理指南

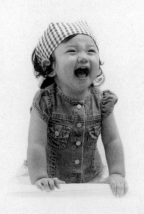

当宝宝满2岁以后就可以培养他的自主动手能力了，尤其要开始训练宝宝穿衣。此外，也可以教他整理自己的玩具，学着干一些简单的家务等。

💡 宝宝穿衣能力培养训练

宝宝在上了幼儿园之后，必须自己穿、脱衣裤，如果宝宝在家没有掌握这项本领，到了幼儿园后，看到别的小朋友会自己穿、脱衣裤，就会产生紧张甚至自卑的心理，这不利于宝宝尽快适应入园生活和心理健康发展。

爸爸妈妈必须在宝宝入园前，就教会他自己穿、脱比较简单的衣物。

•穿上衣训练•

通常，宝宝的上衣有的前面系扣，有的套头，套头的衣服穿起来相对比较麻烦，因此爸爸妈妈可先从教宝宝穿前面系扣的衣服开始，再教他穿套头衫。刚开始，爸爸妈妈可以通过玩游戏的方式，激发宝宝穿衣时配合的热情。如让宝宝学习把胳膊伸进袖子里，可以这么说："宝宝的小手要钻山洞了。"慢慢地，宝宝就会自觉地把胳膊伸进去。

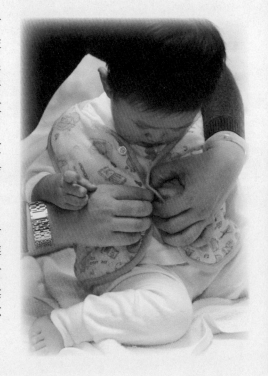

🔘扣扣子

教宝宝学扣扣子时，爸爸妈妈要先告诉宝宝扣扣子的步骤：先把扣子的一半塞到扣眼里，再把另一半扣子拉过来，同时配以很慢的示范动作，反复多做几次，然后让宝宝自己操作，并要及时纠正宝宝不正确的动作。

🔴 穿套头衫

穿套头衫时，要先教宝宝分清衣服的前后里外，领子上有标签的部分是衣服的后面，有兜的部分是衣服的前面，有缝衣线的是衣服的里面，没有缝衣线的是衣服的外面。然后，再教宝宝穿套头衫的方法：先把头从上面的大洞里钻出去，然后再把胳膊分别伸到两边的小洞里，把衣服拉下来就可以了。

🔴 穿裤子训练

学习穿裤子和学习穿上衣一样，都要先从认识裤子的前后里外开始。裤腰上有标签的在后面，有漂亮图案的在前面。

爸爸妈妈先教宝宝把裤子前面朝上放在床上，再把一条腿伸到一条裤管里，把小脚露出来，然后把另一条腿伸到另一条裤管里，也把脚露出来，最后站起来，把裤子拉上去就可以了。

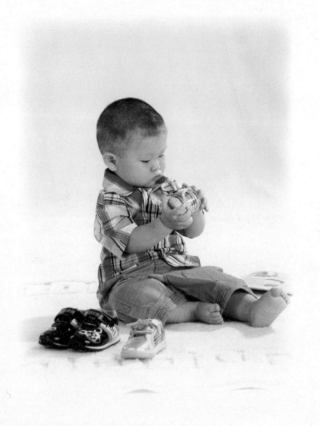

帮宝宝找到穿错的原因

开始时，宝宝难免会犯一些小错误，比如把裤子的前后里外穿反了，或是将两条腿同时伸到一个裤管里了等。此时，爸爸妈妈不要急着纠正，可以询问宝宝是否感觉到不舒服，或是把宝宝带到镜子前请他"欣赏"自己的样子，通过这样的方式，让宝宝找到出现错误的原因，然后让他重新穿一遍。

🔴 穿鞋子训练

给宝宝准备的鞋子最好是带粘扣的，这样比较方便宝宝穿、脱。妈妈要先教宝宝穿鞋的要领：把脚塞到鞋子里，脚指头使劲儿朝前顶，再把后跟拉起来，将粘扣粘上就可以了。对宝宝来说，分清鞋子的左右是一件困难的事情，通常需要很长时间的练习才能掌握。

怎样教宝宝自己的事自己做

当宝宝满2岁以后，家长就要开始培养宝宝的自主能力，让宝宝学洗手、系鞋带、扣纽扣等。即使父母现在花些时间，麻烦一点儿，只要宝宝掌握了方法，将来父母就会变得轻松起来。

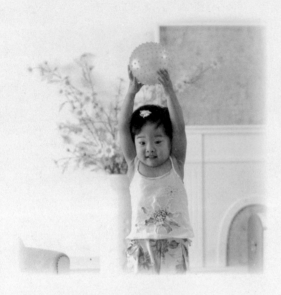

•环境约束•

现在的宝宝都有很多玩具，在宝宝2岁左右就应该让他养成整理东西的习惯，家长可以适当协助宝宝。父母要在宝宝的手够得到的地方，为宝宝做一个整理架，让宝宝自己把容易收藏的玩具放在架子上。

父母在给宝宝做整理架时，可以给架子贴上蓝、黄、红、绿等颜色的纸带，玩具上也贴上这些颜色，以帮助宝宝放置各类玩具，如贴有红色纸带的玩具就让宝宝收藏在有红色纸带的架子上。

•让宝宝学习简单的技能•

如果父母认为2~3岁的宝宝什么都不能做，那就错了。事实上，在宝宝2岁左右时，父母就可以把一块擦桌布放在他的手中，让他学着干家务。此外，还可以叫宝宝帮忙拿东西，做一些擦桌子、椅子和扫地等简单的家务。总之，家长可以找一些简单的事让宝宝做。

让宝宝在生活中学习简单的技能是一种有效的教育方式。在教宝宝学习这些简单的技能时，无论宝宝做得怎样，家长都不可以批评宝宝。家长的批评会让宝宝丧失信心，而且还会让宝宝感到自卑，宝宝自己动手做事的习惯就难以养成，直接影响宝宝以后的自理能力。由此可见，家长应该重视宝宝地做事过程，鼓励宝宝做事，宝宝就会对自己更有信心，也会增强生活的自理能力。

让宝宝学会整理

不要让宝宝一次拿出很多玩具，要让他养成整理好一个再拿下一个的习惯。这样训练下去，宝宝最后的整理工作就会变得很轻松。这种习惯的养成最初要用命令的方式进行，父母要有一些强制性的指导。

第二节　家庭保护与应对

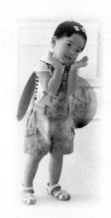

爸爸妈妈要开始帮助宝宝树立安全意识了，使其提高自我保护能力。就身体方面，特别要重视宝宝的乳牙护理，否则危害巨大。

培养宝宝的自我保护意识

引导宝宝记住父母或其他家人的名字、地址等；不要碰家里的一些危险用品，如插座、煤气、酒精等。告诉宝宝不能乱吃药，特别是带甜味的药品；宝宝生病的时候，告诉宝宝怎样做才对身体恢复有好处，生病期间哪些东西不能随便吃。总之，只要家长有了安全意识，宝宝在潜移默化中也会树立安全意识，当然就会在日常的生活中提高自我保护的能力。

乳牙疾病危害大

宝宝小小的乳牙如果护理不当，会给宝宝带来无法弥补的危害。

危害	原因
影响肠胃功能的发育	乳牙疾病产生的痛苦，会让宝宝无法将食物咀嚼完全，这样会增加宝宝肠胃的负担，从而造成消化不良或其他方面的肠胃疾病
影响营养的均衡摄入	宝宝正处在快速的生长发育期，然而乳牙疾病会降低宝宝的咀嚼功能，影响营养的摄入，给宝宝的成长带来危害
影响颌面部的正常发育	咀嚼功能的刺激能促进颌面骨正常发育。若乳牙疼痛，宝宝容易养成偏侧咀嚼的习惯，时间长了，容易使颌骨和面部发育不对称
影响心理发育	乳门牙若太早断折，尤其是在宝宝3岁之前，易对宝宝发育造成影响，若受到小朋友的取笑，会使宝宝变得不爱开口说话，丧失自信心，导致心理问题
影响恒牙的正常萌出	如果乳牙龋坏严重，会影响宝宝恒牙胚的发育和形成；若因产生龋齿而过早脱落，会使恒牙的萌发空间丧失，导致恒牙排列不整齐

第三节 宝宝智力加油站

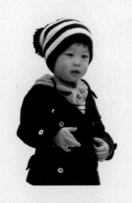

这个阶段的宝宝个性开始发展，爸爸妈妈需要通过观察了解宝宝的个性，从而采取相应的教育方式和培养方案。从这时起，也要开始注重培养宝宝的品质，使宝宝成为一个快乐、正直、勇敢、有爱心和信念的人。

宝宝个性培养与生活自理训练

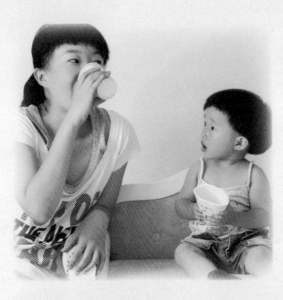

对于2~3岁的宝宝来说，许多令人兴奋的事情都发生在这个阶段，所以该阶段对宝宝是一个挑战。对于爸爸妈妈来说，这并不是一个令人讨厌的阶段，而是一个令人惊奇的阶段。

这时宝宝会处处模仿大人——妈妈扫地他也扫地，爸爸擦桌子他也擦桌子。在自理能力上，开始学着大人的样子拿起牙刷刷牙。在个性上，这时宝宝既独立又依赖大人，因此好多爸爸妈妈都抱怨说："我家的宝宝快成'小尾巴'了。"

●宝宝的个性发展与培养●

2~3岁的宝宝个性发展非常快，这时宝宝体会到了自己的意志力，懂得有可能通过争斗来控制别人。这时候宝宝的括约肌也开始发挥作用，宝宝学会了控制大小便，可是一旦失禁并挨了训斥，就会觉得羞愧。这个时期宝宝的性格可以从三个方面来描述：

活动性，即所有行为的总和，包括运动量、语速、充沛的活动精力等；情绪化，即易烦乱、易苦恼、情绪激烈，这样的宝宝比较难哄；交际性，即通过社会交往寻求回报，这样的宝宝喜欢与别人在一起，也喜欢与别人一起活动，他们对别人反应积极，也希望从对方那得到回应。宝宝的性格是这三个部分的混合体，三部分的比例可能有多有少。

不同个性宝宝的培养方案	
好动的宝宝	好动的宝宝动个不停，睡眠不多，爸爸妈妈要适应他的这种特点，并且鼓励宝宝在其他两方面也要有所发展
情绪化的宝宝	情绪化的宝宝爱哭闹，爸爸妈妈就要细心地照料、支持、指导和帮助宝宝，这样会让宝宝觉得更安全些，也就不会那么易于激动了
爱交际的宝宝	爱交际的宝宝与好动的宝宝一起玩游戏能鼓励他们集中注意力，并延长他们集中注意力的时间

●宝宝的心理特征与教育●

这时宝宝开始出现逆反心理，好奇心也很强，于是凡事宝宝都想自己解决，但由于经验不足，不仅常常把事情搞砸了，还会给身边的人带来很多麻烦。此外，这时宝宝的依赖心理与分离焦虑情绪也很明显，由于这些个性特点，使宝宝很难与人相处。

❶ 依赖心理与分离焦虑

妈妈才刚离开一会儿，宝宝就早已鼻涕眼泪地涂了一脸，这到底是怎么回事呢？本阶段正是宝宝产生依赖心理之时，因此这时宝宝会对最亲近的人产生分离焦虑，他就像一块橡皮糖似的粘着妈妈，否则就会哭闹不休。在这时，爸爸妈妈常常会考虑是否应该将宝宝送入幼儿园。

❶ 逆反心理

这时宝宝还会出现逆反心理，凡事都想自己来做。由于各种能力的不断增强，宝宝会走、会跑、会说话，所以他常常会觉得："我已经长大了，可以自己完成所有的事。"以至于凡事都想自己来做，但是往往做得不是很好，弄得爸爸妈妈也跟着紧张。

对于照顾者来说，2岁多的宝宝真是太难对付了，不闹时乖得像可爱的小天使，一旦发起脾气来简直像个小恶魔，实在让人不敢领教。

❶ 难以与人相处

2岁多的宝宝上了幼儿园，通常是老师心中难缠的角色，因为这时的宝宝比较容易出现抢同学玩具的情形，偶尔还会出现咬人、推人的情况。其实，这与宝宝心理的变化有一定的关系。

宝宝刚从舒适的家里进入另一个陌生的环境，难免会有些不适应，在家里他是唯一的宝贝，他会理所当然地认为："所有的东西都是我的！"看到别人有的东西自己也想拥有，这是2岁宝宝的一个特性，也是爸爸妈妈和老师们感觉最棘手的问题。

❶ 2~3岁宝宝的心理教育

2~3岁的宝宝心理和行为都在发生变化。随着智力和语言能力的发展，宝宝开始有了一些属于自己的想法，但是由于没有自己处理事情的实践经验和能力，因此常常

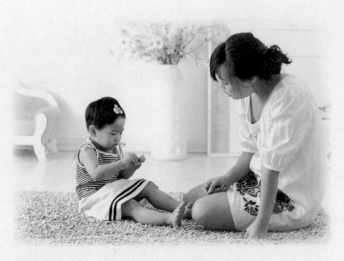

会有一些不容易让别人理解的行为出现，从而造成爸爸妈妈的困扰，增加了亲子之间的冲突。

但是如此反而会让宝宝更加任性，爸爸妈妈应该拥有正确的教养观念：疼爱宝宝，但不要溺爱宝宝，在宝宝淘气时要坚持原则；在宝宝吵闹时，要用他可以理解的话语告诉他，这样做是不对的。

与宝宝更好相处的教育方法	
一致性的教育模式	如果宝宝已经进入托儿所了，爸爸妈妈要多与学校的老师沟通。爸爸妈妈可以将宝宝在家里的情况记录下来，然后将记录带到学校和老师一起讨论，建立起家庭教育和学校教育尽量一致的教育模式，这样才不会使宝宝无所适从，同时对宝宝的心理和行为也比较容易把握，易于引导
故事教育	许多爸爸妈妈也许会质疑："和小宝宝讲道理，他能听懂吗？"可千万别小看宝宝的能力，用宝宝听得懂的语言与他对话，效果通常都不错。很多时候，用讲故事的方式来引导宝宝，尝试和宝宝正向沟通，或许会有意想不到的效果
坚持原则	不少爸爸妈妈在宝宝耍脾气时，会采取妥协、满足宝宝的需求等消极的解决方式，以求能迅速地让宝宝安静下来，但是这样做是不对的，应该坚持自己的原则，帮助宝宝培养更好的行为习惯

如何培养宝宝的好品质

3岁前期是个性的奠基和萌芽时期，从这时起培养宝宝品质，有益于宝宝将来成为一个热爱生活、有所作为的人。宝宝的良好品质大致有：爱心、快乐、信念、勇气、正直。

•五种优良品质•

五种良好的人格品质	
爱心	爱心是美的心灵之花，有助于形成良好的情操。爸爸妈妈本身具有一颗仁慈的心，宝宝能模仿和体验到爸爸妈妈的爱心，并能逐渐获得爱心
快乐	快乐的经历有助于造就高尚而杰出的个性，使人热爱生命。让宝宝做他自己想做的事情，并让宝宝在亲子交往中获得快乐，有助于培养宝宝乐观向上的精神和活泼开朗的性格
信念	在这一时期虽然宝宝还谈不上有信念，但已经有了自己幼稚的计划和愿望，爸爸妈妈要慈爱而耐心地倾听，并予以鼓励
勇气	在宝宝遇到困难时，爸爸妈妈要鼓励宝宝有勇气和信心，自己想办法克服困难、解决问题
正直	拥有正直的品德才会拥有真正的朋友，获得真正的友谊。2~3岁的宝宝是靠最初的模仿来实践正直的品德的，所以爸爸妈妈应成为正直的典范

•好品质的培养方法•

使宝宝拥有良好品质，爸爸妈妈要从以下几方面做起：

尊重宝宝并多给宝宝一些自由：培养宝宝优良的品质，首先爸爸妈妈必须学会尊重宝宝，并多给他一些自由，这对宝宝独立性与创造性的培养是非常重要的，而独立性和创造性的培养又是形成完美个性的重要内容。

爸爸妈妈在对宝宝日常生活的照顾中，一定要从实际出发，尽力做到：让宝宝自己学习，自己做出各种决定；允许宝宝用更多的时间去学习新东西；指导宝宝去完成较难的任务；并且要注意倾听宝宝的需求……总之，要

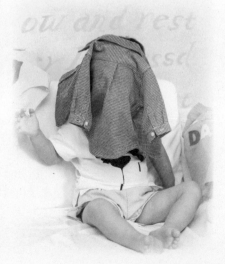

使宝宝受到尊重和重视，给他进行创造性尝试和独立思考的机会。

爸爸妈妈对宝宝表现出的任何一点创造性的萌芽，都要给予热情的肯定和鼓励，这样才能有助于宝宝从小养成独立思考和勇于创新的个性品质。

以身作则，树立榜样：爸爸妈妈要树立起榜样，要以自己良好的个性品质去影响宝宝。宝宝大部分的行为方式，是模仿爸爸妈妈的行为学到的。

表扬和批评要恰如其分：爸爸妈妈要运用适当的表扬和批评，帮助宝宝明辨是非，提高道德判断能力，这在宝宝个性发展中起着扬长避短的作用。不过，爸爸妈妈在表扬宝宝时，要着重指出宝宝值得表扬的品质、能力或其他方面的具体行为，而不宜表扬宝宝整个人，不宜笼统地加以肯定或赞赏。

健康的身体与情绪：培养宝宝的良好品质，要保证宝宝有个健康的体魄和愉快的情绪，因为一个人的个性往往与他的体质、情绪有关，宝宝如果长期身体不好，就会表现得性情忧郁；而宝宝身体健康，往往会表现得活泼可爱。

💡 宝宝认知与社会交往能力培养

在这一时期，爸爸妈妈要多让宝宝走出家门，在外界广阔的天地里，除了让宝宝学习运动、语言，以及与人交往的能力之外，也让他有充分的时间观察外界五颜六色的花草树木以及环境的变化，以锻炼宝宝的认知、视听和观察的能力。

●宝宝社交能力培养训练●

培养宝宝的社交能力，爸爸妈妈要扩展宝宝的交际圈。平时，要经常带宝宝外出做客或购买物品，还要经常请邻居小朋友或者宝宝的小伙伴到家中与宝宝一起玩。

❶协同合作

爸爸妈妈要想办法为宝宝创造这种一起玩的条件。为宝宝提供与同伴一起玩的机会，如到邻居家串门，再安排需要两人合作的游戏，如盖房子、拍手、拉大锯等，训练宝宝能与同伴一起玩。

让宝宝与同龄宝宝一起玩，给他们相同的玩具，以避免争夺。当一个宝宝做一种动作或出现一种叫声时，另一个宝宝会立刻模仿，互相笑笑，这种协同的游戏方式是此时期的特点。宝宝

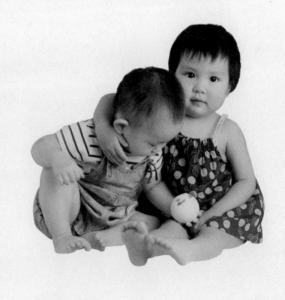

们不约而同地做法会使他们因为默契而得到快乐。

🔔 分享食物

经常讲小动物分享食物的故事给宝宝听，让宝宝知道食物应该大家一起分享。在宝宝情绪好的时候，给他两块糖，告诉他拿一块给同伴吃。

•宝宝社交智能开发小游戏•

—→ **今天宝宝做东**

适合月龄：2～3岁

游戏过程：教宝宝做请柬，可以用画笔在卡片上做出一张请柬的模子，让宝宝学着画，然后领着宝宝去小伙伴家里发放请柬给他们，并和他们的爸爸妈妈打招呼，让他们一定要来做客。等到小伙伴来了以后，让你的宝宝把点心都分给他们。

游戏目的：培养宝宝的动手能力、社会交往能力。

•宝宝认知能力培养小游戏•

随着心理的发展，宝宝的认知能力进一步发展，具有概括性和随意性，他们可以利用词把感知到的对象从背景中分出。

这时宝宝的感知表现出随意性的萌芽，也就是观察力的形成。因此，爸爸妈妈要引导宝宝进行初步的观察力开发。

—→ **分水果**

适合月龄：2～3岁

游戏过程：将盛着各种水果的篮子放到宝宝的面前，再拿出一些玩偶，由妈妈抱着。然后对宝宝说："大熊要吃苹果，宝宝请你帮它拿一个苹果。"随意说出篮子内的水果，或叫宝宝拿不同的水果。

游戏目的：这个游戏可以训练宝宝的认知能力和记忆力。

💡宝宝入园准备攻略

2岁以后，父母就可以考虑将宝宝送到幼儿园了，集体教育可以培养宝宝良好的社会适应能力，提高语言能力和思维能力，所以以将宝宝送到幼儿园是非常必要的。但是，由于家庭与幼儿园有着极大的差异，宝宝在适应过程中难免会遇到许多问题，使得上幼儿园变成他们最大的压力来源。

• 入园准备 •

1. 在宝宝进入幼儿园前两个月或再提前几个月，最好带宝宝上幼儿园开办的亲子园。一般好的幼儿园现在都有亲子园或者亲子班，这样宝宝知道幼儿园是和小朋友在一起玩的地方，而且他会在活动过程中认识许多小朋友和老师，还会玩到许多家中没有的玩具，这样不仅熟悉了幼儿园的环境，同时也熟悉了小朋友和老师，可以帮助宝宝顺利地进入幼儿园。

2. 在上幼儿园前，让宝宝多与邻居的宝宝玩耍和交往，学会和别人相处，为集体生活做准备。

3. 有意培养宝宝的生活自理能力。在家里，宝宝有专人看护，吃饭、喝水的时候都有人照顾，但是到了幼儿园就不同了，吃饭、喝水都需要宝宝自己了，所以还是需要在家提前锻炼。另外，要让宝宝自己洗脸、洗手、脱穿衣服、上厕所、独立睡觉等，在幼儿园孩子多，老师少，难免有照顾不到的地方。

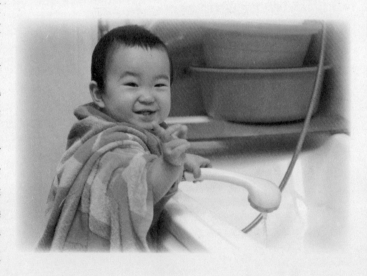

4. 了解一下幼儿园的作息制度和要求，提前调整宝宝的作息时间，逐渐使宝宝在家的作息和幼儿园的一致，这样宝宝入园后才不会感到不适应。

5. 让宝宝学会清楚地表达，如果宝宝表达能力差，那么宝宝的状况和要求就容易被老师忽略。因此父母要多和宝宝说话，鼓励宝宝说出自己的想法，即使父母已经猜到宝宝想要什么，也要鼓励宝宝说出来。

●宝宝入园前心理分析●

1. 宝宝不想与爸爸妈妈分开。分开时宝宝会产生失落感，焦虑而不知所措。另外，离开熟悉的家，面对陌生的环境，也会让宝宝产生焦虑。

2. 无法适应集体生活。幼儿园要遵守纪律，宝宝因此不适应。另外，宝宝自理能力较差，而在幼儿园需要宝宝学会自己上厕所、吃饭、穿衣，这些会让未具备基本生活能力的宝宝感到不安。

3. 跟不上集体进度，听不懂老师的话，感觉比别的小朋友差，受到挫折而产生心理压力。而有些宝宝好胜心强，特别在意老师的赞扬，一旦老师批评或责备他，就会受到挫折而害怕去幼儿园。

4. 人际交往受到挫折。宝宝渴望友情，但是有时候没有处理好与其他小朋友的友好关系，常常与小朋友吵架打闹，因而也会产生排斥幼儿园的心理。

●想办法消除宝宝的恐惧感●

父母可以对症下药，针对不同的原因进行不同的开导，消除宝宝的恐惧心理。

1. 送宝宝去幼儿园时，先告诉宝宝："你在幼儿园开心玩，下午放学时妈妈会来接你的。"要让宝宝感觉到父母并没有扔下他不管，他会很快回到父母身边。

2. 父母态度要坚决，坚持将宝宝天天送幼儿园，要告诉他"明天该去幼儿园了"，让他明白，他去幼儿园和爸爸妈妈上班一样，是必须做的一件事情。

3. 不要在送宝宝到幼儿园后悄悄离开，这种做法只会造成宝宝更大的不安和恐惧。所以，父母最好将宝宝安顿好，让他感到放心后再离开。如果宝宝依然不让你离开，那么你态度一定要坚决，否则宝宝容易产生强烈的依赖心理，不利于焦虑的消除。

4. 不要哄骗宝宝或者答应宝宝的不合理要求，即使宝宝天天哭闹也不能动摇。

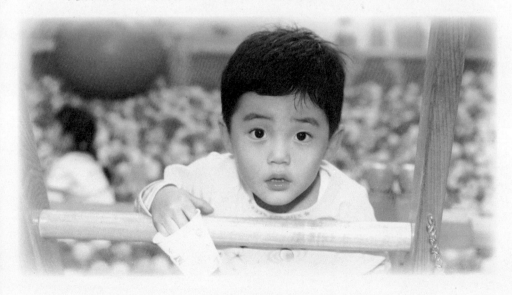

• **家长要对幼儿园有信心** •

1. 相信老师有办法安慰宝宝。家长的焦虑不安会感染宝宝，使他更感到害怕和孤独。

2. 如果宝宝胆小内向，可请老师介绍一个活泼外向的小朋友和他一起玩。

3. 向老师了解宝宝的表现，有微小的进步都要给予表扬，这对宝宝是一种精神安慰和鼓励。

4. 刚进幼儿园的前几天，可以早一点儿接宝宝，以免宝宝因小伙伴少而更加孤单。

5. 回家后多与宝宝谈幼儿园的生活，让他表演所学的儿歌舞蹈，从正面引导宝宝对园里生活的美好回忆。

6. 切记不要以送幼儿园作为对宝宝的威胁，这样他会加深对幼儿园的反感。

• **不要有一入园就生病的错觉** •

宝宝入园的时候，父母除了入园问题，最担心的恐怕就是"一入园就生病"了。在幼儿园里容易生病的宝宝通常是自身抵抗力比较弱、容易焦虑、适应能力差的。新环境很容易引发宝宝的焦虑情绪，如果父母不能帮他调整情绪，他就很容易生病。另外，宝宝从被精心照顾的小环境进入到集体环境，接触的人多了，接触各种病原体的机会也多了，患病的次数就会增加。但是病好后，宝宝就会产生抗体，他的抗病能力也会逐渐增强。

不过在幼儿园里，更多的生病情况不是出现在刚入园时，而是在季节交替、天气变冷的时候。在这个阶段，父母要特别关注宝宝的健康。

小贴士

送入幼儿园后，父母要及时帮助宝宝缓解焦虑情绪。多和老师交流，随时将孩子的情况告诉老师，如宝宝不能吃咸的、平时什么习惯等。了解这些，老师才能帮助孩子更快地适应幼儿园的生活。

第四节 最佳喂养方案

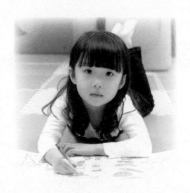

此阶段宝宝的体力和智力都处于大发展时期，爸爸妈妈要提供给宝宝足够的营养和热量。注重食物多样化的同时，避免刺激性食物，还可以适当锻炼宝宝的咀嚼能力。

💡 这个时期宝宝需要的主要营养

• 饮食如何安排 •

宝宝2岁以后走路已经很轻松自如，行走的范围也不断扩大，智力发展正处于很关键的时期，所以这个时期一定要给宝宝补充足够的营养和热量来满足宝宝的需求。

❗加强宝宝的咀嚼能力

2岁以后的宝宝已长出20颗左右的乳牙，有了一定的咀嚼能力，把肉类、蔬菜等食物切成小片、细丝或小丁就可以，不仅能满足宝宝对营养的需求，还可以加强宝宝的咀嚼能力。饺子、包子及米饭等，还有各类面食都适宜这个时期的宝宝。

❗适当给宝宝吃些点心

根据宝宝食量的大小，每天安排三餐和一次点心，以确保每天摄入足够的营养和食物。

可以选用水果、牛奶、营养饼干等作为点心，但为了不影响正餐，要控制宝宝吃点心的数量和时间。

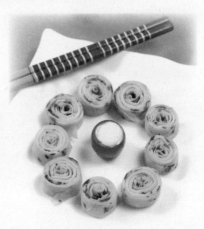

❗不要给宝宝吃刺激性食物

为了增进宝宝的食欲，宝宝的饮食要考虑到品种及色、香、味、形的变换，但是不能给宝宝吃刺激性食物，比如酒类、辣椒、咖啡、咖喱等，也不应该给宝宝吃油条、油饼、炸糕等食品。

❗注意食物种类的多样化

豆类、鱼、肉、奶、蛋、水果、蔬菜、油等各类食物都要吃。各类食物之间要搭配合理，粗细粮、荤素摄入的比例要适当，保证营养均衡，不能偏食。

每天要吃主食100~150克，蛋、肉、鱼类食物大概75克，蔬菜100~150克，还需250克左右的牛奶。

💡 给宝宝制作安全好吃的零食

宝宝吃零食的问题让很多妈妈都左右为难，不给宝宝吃零食，有点儿不近人情，也不可能不吃；给宝宝吃吧，又担心宝宝娇弱的身体受到添加剂的伤害。试试自己动手给宝宝制作健康的小零食。

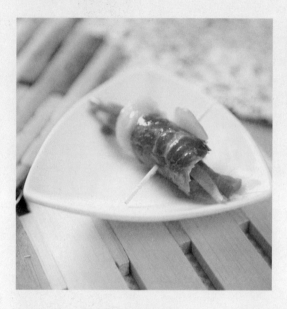

蔬菜肉卷

材料准备

豆角3个，胡萝卜20克，薄猪肉片4~5片。

做法

1. 将猪肉片洗净，豆角洗净，撕除老筋后切成小段；胡萝卜洗净，去皮后切条。
2. 将猪肉片分别摊开，放入适量豆角与胡萝卜，调好口味，包卷起来，放入电锅中蒸熟。
3. 在电锅里加清水蒸至开关跳起即可。

菜香煎饼

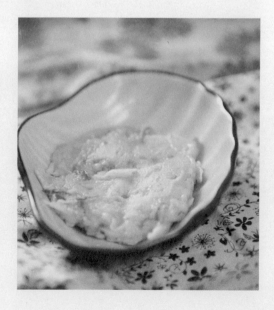

材料准备

油菜30克，胡萝卜15克，低筋面粉20克，鸡蛋1个，植物油两小匙，盐少许。

做法

1. 将油菜及胡萝卜清洗干净后切丝。
2. 将低筋面粉加入蛋清及少量的水，搅拌均匀，再放入油菜丝及胡萝卜丝搅拌一下。
3. 将油倒入锅中烧热，再倒入蔬菜面糊煎至熟，加入少许盐即可。

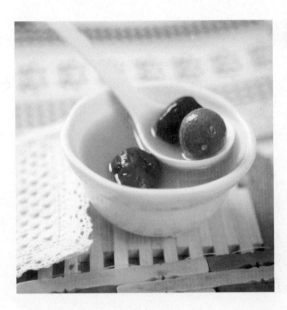

桂圆红枣鸡汤

材料准备

桂圆25克，红枣8~10颗，鸡块少许。

做法

1. 将红枣洗净，以清水泡开待用。
2. 将鸡块汆烫后捞起，油腻略洗一下。
3. 把红枣、桂圆及鸡块放入炖锅里，加水，先以大火煮开后，转小火将肉炖烂即可。

糖拌梨丝

材料准备

梨30克，白糖5克，醋8克。

做法

1. 将梨去掉皮、核，洗干净，切成丝，放入凉开水里泡一会儿，捞出后控净水。
2. 将梨丝装入盘内，放入白糖、醋拌匀即可。

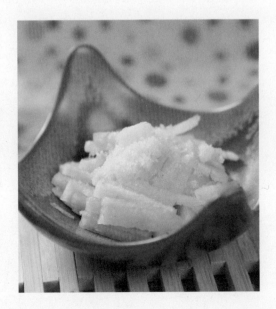

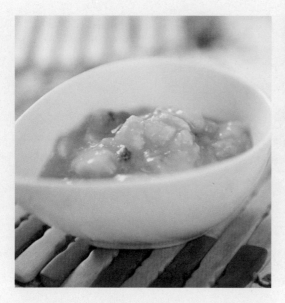

营养糯米饭

材料准备

大米40克，胡萝卜10克，豌豆20粒，糯米10克，冬菇10克，牛肉汤适量。

做法

1. 将糯米泡两小时；洗净的豌豆放入沸水里烫一下再剥皮压碎。
2. 将胡萝卜剥皮，切碎；把冬菇的根部去除，切碎；在锅里放入大米、糯米和豌豆，并用烫豌豆的水做饭。
3. 在烧热的锅里放入胡萝卜、冬菇后炒一下，然后放入大米、糯米饭和牛肉汤再炒一次。

胡萝卜热汤面

材料准备

洋葱1/3个，猪肉50克，胡萝卜1/3根，面条、高汤、植物油、精盐各适量。

做法

1. 将胡萝卜、洋葱去皮，切片；猪肉切片，加精盐调味。
2. 在锅内倒入少许油，放入胡萝卜炒香，加入高汤，煮开。
3. 加入猪肉片，打散开来。放入洋葱、精盐调味。
4. 另起锅将面条煮好和汤装入碗中即可。

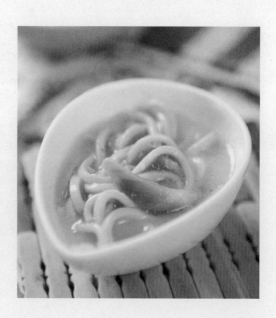

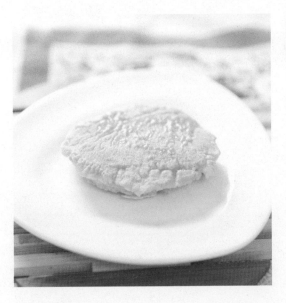

姜丝鸡蛋饼

材料准备

鸡蛋1个，姜10克，面粉少许。

做法

1. 将鸡蛋沥出蛋清，留蛋黄；姜切成细丝。
2. 将蛋黄、少许面粉和姜丝和在一起压成饼，上屉蒸熟即可。

牛肉南瓜粥

材料准备

大米两匙，糯米1匙，洋葱1/4个，牛肉30克，南瓜20克，香油少许，高汤适量。

做法

1. 将大米和糯米泡软；牛肉煮熟后剁碎；洋葱剁碎；南瓜碾成泥。
2. 将锅置火上，高汤、大米、糯米放入锅里熬成粥，再放入牛肉、洋葱、南瓜，最后淋点香油即可。

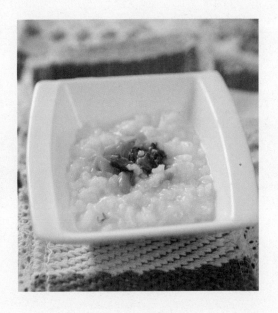